精神科長期入院《ロングステイ》よ さようなら

最良の精神療法とは何か?

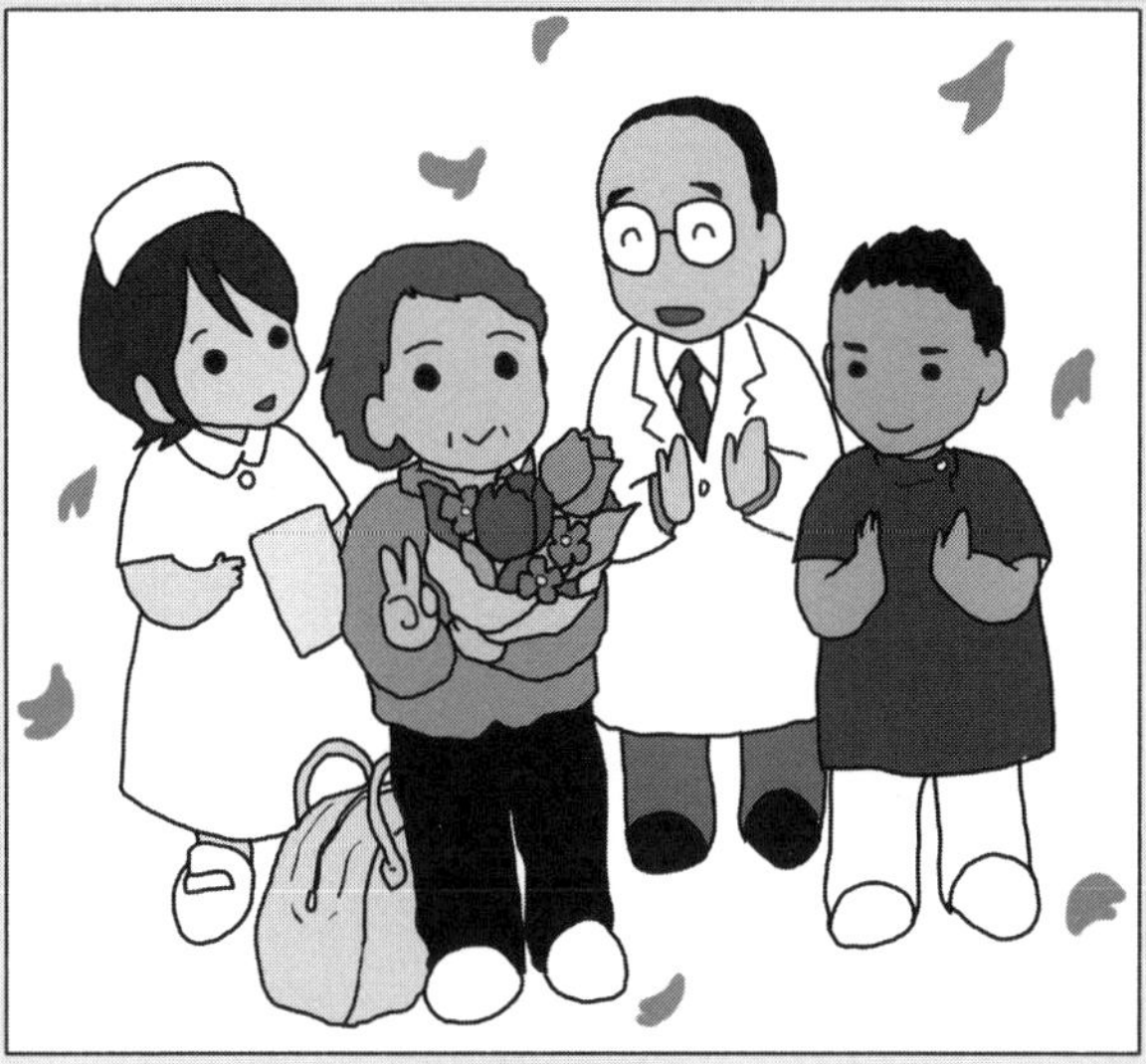

中村充

Ψ
金剛出版

序

精神医療の問題点を議論する場で必ず出るのは「精神科病院入院患者が、少しは減少傾向にあるものの、依然として多いこと」と、表裏の課題とも言えるが「平均在院日数が長いこと」である。患者さんが入院せず、社会で普通に生活できるようにしたいというのは多くの人の願いであるが、改革のスピードは遅い。よく指摘されるのは家族を含めた社会の精神疾患への偏見、入院の長期化による生活環境の大きな変化、障害福祉サービスなどの公的援助の不足であり、時には精神科病院の収益性が問題にされることもある。

本書は精神科病院の慢性期病棟と呼ばれるような長期入院患者の病棟で、何とか患者さんの社会復帰を進めようとした努力と工夫、そして困難の記録である。目次をみればわかるように比較的よく出会う問題を事例から抽出して著者の努力と苦労が具体的に記されているので、課題を把握しやすい。退院促進においては患者本人、家族、担当医、病院長の考えが微妙に食い違うことが少なくないことを考えると、これらの人が本書の内容を共有して問題点を議論して欲しいと思う。

さらに著者が「はじめに」でも強調している「退院支援が長期入院患者さんに最も必要な精神療法である」と「退院や回復の意欲が患者さんの間に、あたかも感染するかのごとく次々と広がっていくよう支援することが、私たちの務めなのではないか」という言葉はいわゆる慢性期病棟を担当する精神科医が頭におくべき重要な指摘である。

最後になったが、著者は生化学・分子細胞生物学の領域で素晴らしい業績をあげていた研究者であった。五二歳で精神科に転科したいと、当時私の勤務していた北里大学精神科に来てくれた時には相当驚いたが、教室で若い医師に混じって研修する熱心な姿勢にはさらに感動した。本書の中にも精神科にどっぷり浸かった医療関係者では気付かないような指摘もあり非常に参考になる。

本書の内容を患者さん本人、ご家族、担当する医療関係者が共有、議論して精神科の長期入院が減ることを願う。

二〇二二年　五月　北里大学名誉教授　宮岡　等

はじめに

社会的入院とは、必ずしも治療や退院を目指さない、精神科病院における長期入院のことである。医学的には、既に入院の必要がなくなっているにもかかわらず、患者さんが生活上の都合により入院生活を続けてしまう長期入院である。

長期入院は、患者さんの社会性を著しく奪っていく。生活上のスキルをどんどん衰えさせ、ますます退院しにくくなるという負のスパイラルに陥ってしまう。また、経済的に家族の負担を最小限にして入院を続けられる仕組みになっているので、惰性的な長期入院につながる。国全体としても医療費負担が著しい。

私は、誰かから「長期入院患者さんの退院支援に取り組みなさい」と言われたわけではない。こうした課題があることを特に知らされたわけでも、熱心に取り組んでいる誰かに出会ってその働きに触発されたわけでもない。しかし、不思議な導きで患者さんたちと出会い、仲間とめぐり合い、いろいろと教えられて一〇年余り、気がついたら「長期入院患者さんの退院支援」に取り組んでいた。

精神科の患者さんの一部は、長期間入院しているのが「当たり前」であった。なぜ社会的入院や長期入院が常識となっているのか？「当たり前」として受け止められている現状は、そもそも本当に「当たり前」なのか？　また、担当している患者さんはどうして退院できないのか？　本当に仕方がないのだろうか？

日本に、長期入院患者さんがなぜ多いのか？　机の上で分析し、解決のための処方箋を書くことは、一般論としてさほど難しくはない。ただ、実際の解決は至難の業である。現場の努力なしには少しも実現しない。現場にあって、患者さんをどうやって退院させようかと、机の上で空想するのも難しくはない。だが、実際の退院という正解にたどり着くまでの道のりは簡単ではない。一人の長期入院の患者さんが実際に退院するまでには、数多《あまた》の困難を乗り越えなくてはならない。まさにテーラーメード医療(※1)を実践していくようなものなのである。

もう一つの「当たり前」は、長期入院している患者さんは、変わらないという思い込みであった。例えば、無為自閉(※2)で意欲のない患者さんは、どう働きかけても変化しようがないという、私たちが抱いている偏見である。もちろん大変に難しいことではあるが、なぜ私たちは決め付けているのだろう？　果たして、私たちは何かを充分に試したのだろうか？

※1：テーラーメード医療：患者さんの個人差に配慮して、各個人に最適な医療を提供すること。普通、遺伝子診断によって得られた遺伝子情報に基づいて、その患者さんに有効な薬剤や治療法を判断することを指す。ここでは、厳密な意味ではなく、一人ひとり違う患者さんの状況、状態、個人差に配慮した手間のかかる「退院支援」、という程度の意味で表現している。

※2：無為自閉：人とのかかわりを持たず、何もやる気が起きなくなる状態。

本書にまとめたのは、次の三つである。
（1）長期入院の患者さんたちが、退院を勝ち取る中で獲得した、僅かな、あるいは大きな変化の数々。
（2）退院という現実の解答にたどり着くまでの「一点突破のためのひと工夫」と、試行錯誤の過程で私たちが経験した失敗、教訓、直面した困難、葛藤、苦しさ、ささやかな喜びなどの記録。
（3）長期入院からの脱出に、担当する医療者たちがどのようにかかわっているかという経験談（ご家族や支援者の皆さまや他の医療者の方々が理解し、参考にしていただけることはないか）。

同時に本書では、僭越ながら、次の二点を提案させていただく。
第一：「退院支援」が、長期入院患者さんに最も必要な「精神療法」そのものではないか。
第二：退院や回復の意欲が患者さんの間に、あたかも感染するかのごとく次々と広がっていくよう支援することが、私たちの務めなのではないか。

本書は、著しい発展を遂げた「薬物療法」の助けを得ながら、長期入院患者さんを地域に帰し、ご自分の本来の生活を取り戻してもらった、ささやかな記録である。

精神疾患からの快復を願っている方、その支援をしている方の手に本書が届き、何か参考にしていただけたら望外の幸いである。

目次

第1章　長期入院者への精神療法とは何か？

私は、最初に受け持った患者さんのことをよく思い出す。その一人のAさん（アイ子さん：仮名）のことをまず紹介したい。

【症例1】アイコンクエスト　笑われた退院計画

Aさん　一〇代　女性　適応障害

アイ子さん、一九歳女性は、暴力、自傷行為など、家族が手に負えない状態となって、二年ほど前に閉鎖病棟に入院した。単独外出すると、無断で自宅に帰ってしまう。援助交際をしてお金を得てしまう。約束が全く守れなかった。ベッド周りは乱雑で、生活習慣も身についておらず、生活は乱れに乱れていた。治療の方針は立っていなかった。転院させるしかないとの意見も出ていた。

何もわからない私は考えた。Aさんの症状が良くなって退院してもらうにはどうしたらいいか？　社会に戻ってもらう道筋は何か？　退院は施設を目指すことになるだろう。何はともあれ、まず無断離院しないことが第一だ。閉鎖病棟から開放病棟に移っても問題がない状態になってもらう必要がある。そのためには、集団生活に不可欠な病棟ルールが守れなくてはならない。生活が乱れに乱れ、約束を守れたことのないAさんがルールを守れるようになるために、試せることはないだろうか？　一人で考えたことを、ある日病棟のショートミーティングで相談してみた。すると、あるベテラン看護師がせせら笑うかのように言った。「できるわけがない」と。多くの医療者が「できたらいいけどずっと入院だよね」と考えていた。

アイ子さんを担当する男性看護師は、勤務の都合でその場にいなかったが、後で相談し「行動療法」の具体的な方法をお願いしてみた。すると、真剣に聞いてくれた。ほどなく、彼はアイ子さんの名前をもじって、ドラゴンクエストならぬ「アイコンクエスト」と名づけたノートを作ってくれた。トークンエコノミー法である（参照：コラム〈1〉）。大事な約束を守り、いい生活習慣を少しでも実行できたらシールがもらえる。シールが貯まると、外出や買い物などの具体的な報酬が得られる。ステージをクリアして新しい次のステージにいける。やがて閉鎖病棟を卒業して開放病棟に移り、開放病棟から退院して施設にいく、いわばロードマップを本人に提示したのだ。アイ子さんはやってみると軽く言った。もちろん最初はうまくいかない。おおかたの予想通りであった。せせら笑う声は大きくなったようにも感じられた。ただ、私たちは、想定の範囲内と意に介さず、とにかく、行動療法としての「アイコンクエスト」をスタートさせた。

一〇〇点は取れない。六割以上で「良し」とした。大甘《おおあま》だったが、「よくできたね」と大袈裟なほど称賛した。本人は少しずつシールを貯めていった。私は一緒に、桜満開の病院の敷地を散歩した。アイスを食べた。オセロゲームをした。それらはシールが貯まった時の具体的な報酬だった。具体的な報酬は、六割、八割、満点などで差をつけた。家族との外出や外食は、シールが何カ月分か貯まった時の、特別なご褒美にした。自宅への退院は認めていなかったので、入院中は基本的に、自宅への外出や外泊は報酬に含めなかった。

コラム〈1〉トークンエコノミー法

トークンエコノミー法は、オペラント条件づけと呼ばれる学習理論に基づく、行動主義的な心理療法である。望ましい特定行動の頻度を上げるために、そうした行動に至った直後に、トークン（代理貨幣）と呼ばれるご褒美（報酬）を与える。トークンが一定量貯まったら、より具体的な報酬を与え、望ましい行動の出現頻度が増えた状態を定着させる。私たちにとって最も身近な例は、スタンプカードやポイントカードである。店舗やカード会社などにとって望ましい「来店」や「商品の購入」という行動を、スタンプやポイントをトークンとして、クーポンという具体的な報酬によって強化する試みである。

メリットは言語理解の能力による制限を受けにくいので、障害のある方や子どもにも適用可能なことである。他に、人間関係の向上にも役立つ可能性が指摘されていたり、集団に対しても適用可能と言われたりしている。デメリットは、対象となるのはあくまでも行動であり、個人の内的な悩みや人格変容は対象外となること、望ましい行動が定着した後にも継続すると、有害な影響を与えかねないことである。

トークンエコノミー法以外に、オペラント条件づけが応用された心理療法として、次のようなものがある。

（1）**シェイピング法**：
望ましい行動を獲得するまでに、細かく目標を分け、段階的に獲得へと導く技法。

（2）**タイムアウト法**：
望ましくない行動が起こった後、望ましくない行動を強化する刺激から遠ざける技法。

（3）**セルフモニタリング法**：
自分の行動を記録して振り返ることで、目的の行動を強化したり動機付けを高めたりする技法。

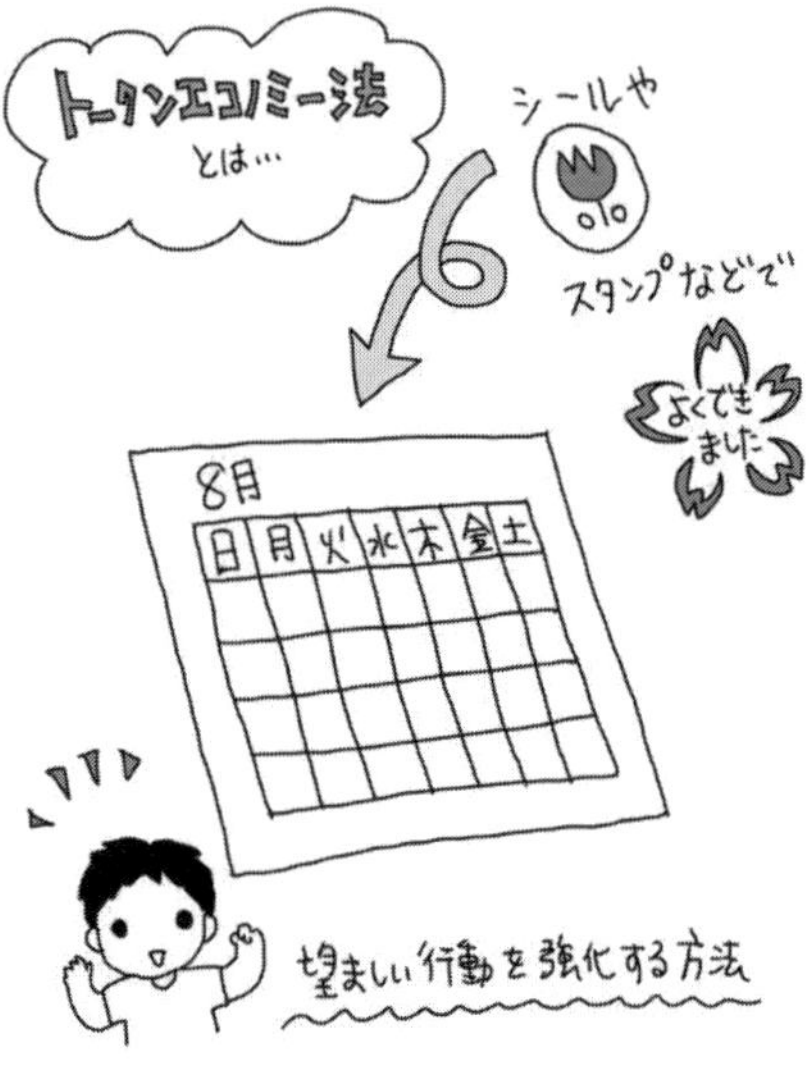
トークンエコノミー法
とは…
シールや
スタンプなどで
よくできました
8月
日
月
火
水
木
金
土
望ましい行動を強化する方法

本人が約束を守れるかどうかを試すために、一定のハードルを設けた。単独の病棟外散歩で無断離院しないか？　時間通り病棟に戻って来られるか？　アイ子さんは彼女なりに頑張り、少しずつ少しずつ変化していった。かつて、「この子には約束という概念がないのでは」と疑われるほどだったのに、だんだん約束を守れるようになってきた。生活習慣があれほど乱れていたのに、基本的な集団生活が送れるようになった。ベッド周りも雑然としていたのに、片付けられるようになってきた。当初は協力的でなかった看護師さんも態度を一変させ、病棟の看護スタッフ全員が本人の応援団になり、指導し、励まし、称賛した。だんだん彼女の努力は認められ、病棟の空気や筆者の同僚の精神科医、指導医の見方も一八〇度変わっていき、やがて開放病棟に移った。大きなステップアップであった。開放病棟への移動は、ルールを守れるようになったと認めてもらえた「大きな勲章」となった。

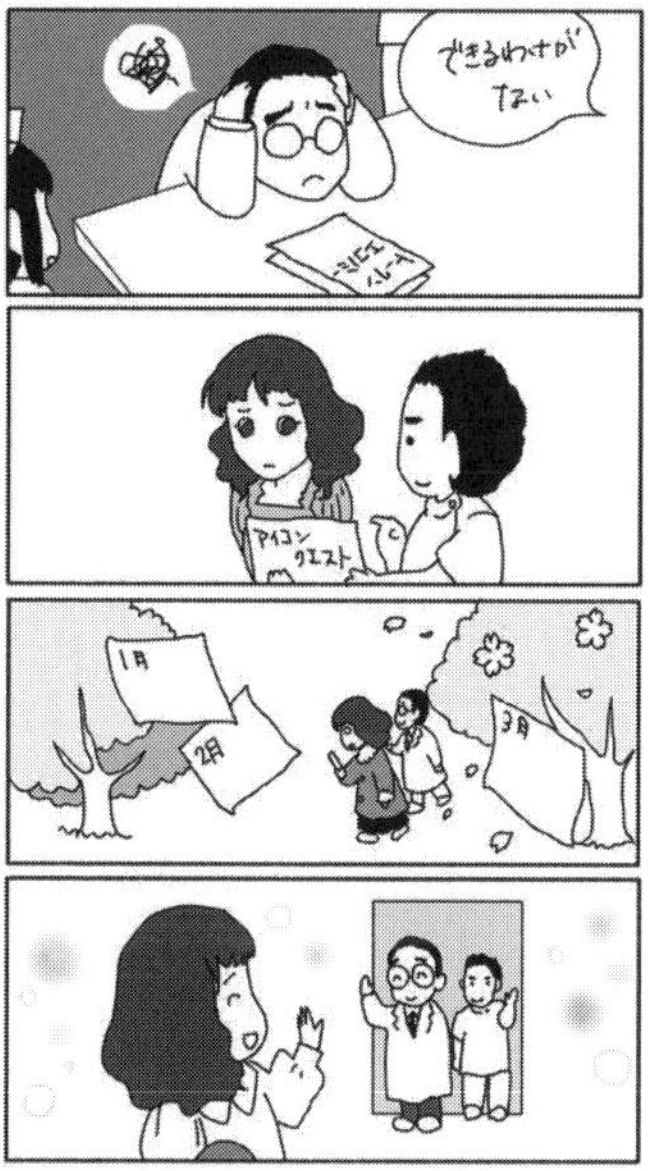

開放病棟では日中カギが開いている。それでも無断離院したり、援助交際のために行方不明になったりすることなく、

病棟ルールを守って生活できるかどうかを確認し続けた。そのうち作業療法室に一人で通い始めた。退院後も日中に通所できるようになるための、大切なステップである。明らかな問題を起こすことなく、穏やかな病棟生活を過ごせるようになったら、施設への見学である。もちろん、課題はまだまだ山積していたものの、入院中に解決しなければならないものは減っていった。後は、病院の外で、福祉の方たちとかかわりながら、成長していくのを励まし、見守るだけになっていた。本人と家族の同意を得てある施設に申し込みをし、日中試験利用、試験外泊を何度か繰り返した。年月はかかったが、施設退院を勝ち取ることができた。本人にとっては、目標としていた最大の報酬である。私は、自分のことのように嬉しかった。

「できるわけがない」は試したことのない人の言葉

重い精神疾患の患者さんが治療に取り組んでいる精神科病棟には、すぐ退院する人ばかりではなく、何度も入院を繰り返す患者さんがいる。そしてなかなか退院できずに、一年以上、三年以上、五年以上の長期入院になってしまう方々もいる。中には一〇年、二〇年、あるいはそれを超える入院期間となって、病棟で生活していると言っても差し支えないような患者さんがいる。病院の中で一生を終える人生を強いられる人もいる。

本人も家族も医療者も、病棟の中で、治療ではなく生活をしている患者さんの現状に、何の疑問も抱かずに過ごす時代が長く続いた。現状はどうにもならない、やむを得ないものというのが常識であった。Aさんのように二〇歳前後で入院して、その後ずっと病院の中で暮らすことも珍しくない。

アイ子さんとの出会いは、社会的入院の現状に疑問を抱き、あえて「退院支援」に取り組むきっかけとなった。「できるわけがない」と心ない言葉で笑われても、「何かひと工夫」して「チーム」でトライする。愚直に集中し続ける。本人が変化して退院を勝ち取り、回復に向けて歩み出す。変化と回復を支援することに重要な意味があるのではないかと、体験できたのである。ある人は言った。「『できるわけがない』は、やった（試した）ことのない人の言葉だ」と。どんなに笑われても、静かに置かれた場所で「未解決の課題」を見つけて、解決への道筋を立て、そこにたどり着く作業に、チームとして取り組んでいけたら良い。

長期入院者の退院支援はひと仕事

退院できそうにない方の課題を見つけ、「チーム」で「何かひと工夫」をして退院に漕ぎ着け、再入院せずに地域生活を続けてもらえるようにすること、それがいつの間にか私の仕事になった。最初はなかなかうまくいかなかった。だが、多くの仲間と協力しつつ成功例を積み重ねると、病棟の空気自体がさらに変化していく。病院全体としても、難しい患者さんであっても「退院させるのは当たり前」という本来の機能に目覚め、さらに変化を見せる。それはいい仲間、協力者、地域の福祉に携わる方たちとの信頼関係、理解のある病院トップや経営陣などに恵まれて初めて可能になる。

症状の重い患者さんには行動主義的な精神療法を

精神科に足を踏み入れて間もない頃、私は治療の何たるかを理解していなかった。どんな患者さんでも、積極的に時間を取り、深い質問と対話を重ねることで、本人の変容を促せないだろうかと考えていた。しかし、詳細は省略するがムダな努力だった。精神療法は効かないとまで考えた。精神療法の何たるかを知らなかったのである。私は自分の非力を恥じながら、肝に銘じた。症状の重い患者さんと軽い患者さんで、精神療法は区別しなくてはならない。症状の重い患者さんの精神療法は、言葉を介したものを中心としてはいけない場合がある。特に傾聴型のカウンセリングは無理である。少なくとも私のように力のない者が試みてはいけない。言葉による介入は補助的に過ぎず、行動療法が中心になるべきだと思う（参照：コラム〈2〉）。

Aさんとの出会いで、「病状の重い患者さんには、行動主義的な精神療法が望ましい」と教えられた。退院支援と精神療法を結びつけるために避けて通ることのできない、貴重なステップであった。

コラム〈2〉 行動療法

健康な自我が発達している患者さんには、認知行動療法の有効性が広く認められている。認知のアンバランスを修正して、気持ちを楽にしてストレスを乗り越えられるようにする治療法である。認知の修正を重視する認知療法と、行動を先に変えてもらって、認知が修正されるよう促す行動療法に分けることができる。二つを比べると、精神症状の比較的重い方に対しては、「認知療法」よりも「行動療法」の方《ほう》が有効であろう。

本書で言う「行動療法」は、「認知行動療法」の「行動療法」というよりは、「行動主義的な心理療法」ないし「行動主義的な精神療法」全般のことを指していると考えていただきたい。もともと、症状が著しく重い患者さん向けの精神療法としては、あえて言うなら、特別な専門家が行《おこな》う「狭い意味での精神療法」を除くと、「行動主義的な精神療法」ならびに、「日々の生活を整えること」のみ、効果が期待できると思われる。

精神科治療とは

一般的に「精神科治療」という言葉からは、「おクスリを飲むこと」や「カウンセリング」をイメージすることが多いかもしれない。しかし、「日常生活行動の練習」や「その人をとりまく人や状況についての調整」など「日々の生活そのものを整えること」も、大切な治療の一つである。「カウンセリング」「行動療法」「リハビリテーション」も、「日々の生活そのものを整えること」と一括《ひとくく》りにできる。本書でいう「精神療法」とは、「〈カウンセリング、リハビリテーション、行動療法などを含む〉精神療法」（＝「日々の生活そのものを整えること」）を指す。

長期入院者の退院支援は本人の変容を促す精神療法である

長期入院患者さんに対する精神療法とは何なのだろう？　「退院支援」自体が強力な「精神療法」になっているのではないだろうか。退院を視野に入れずに本人の変化を促す試みもあり得るかもしれないが、効果は限定的であろう。しかし、Aさんの場合、「退院後を見据えて」「日々の生活そのものを整える」ことが、本人の大きな変容につながった。退院というアウトカムに直結した。「薬物療法」だけでは実現できないものだったと考える。

次章から、多くの支援者の皆さんと一緒に、チームで日々取り組んでいる退院支援の働きを紹介する。

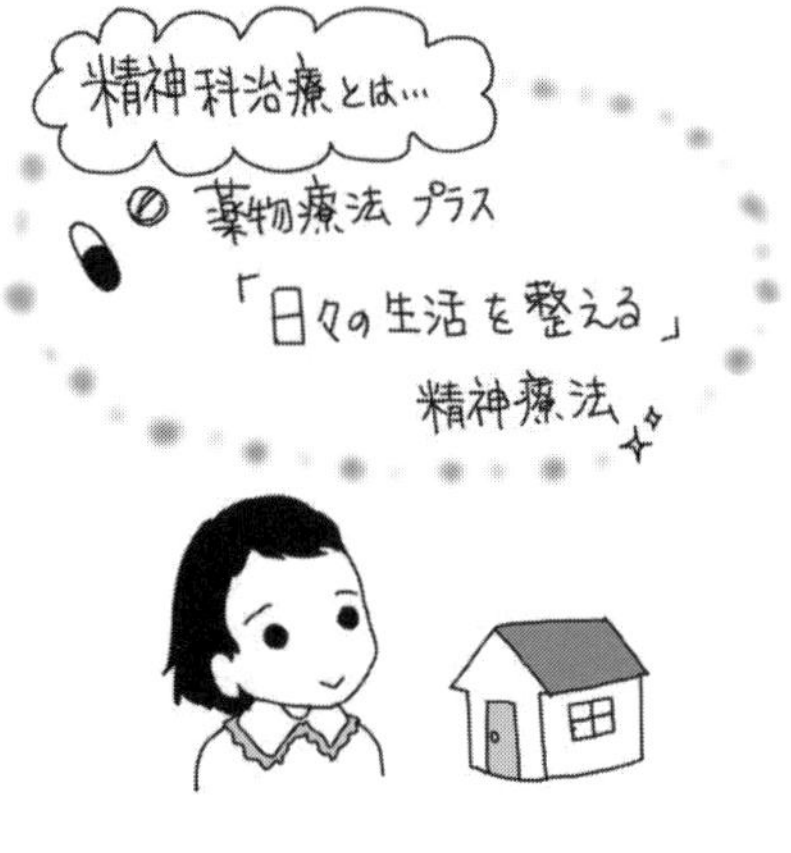
精神科治療とは…
薬物療法 プラス
「日々の生活を整える」
精神療法

第2章

なぜ退院なのか？

長期入院者をなぜ退院させるのか？

長期入院者をなぜ退院させるのか？ この質問に、私たちは常に晒《さら》されている。退院を阻む要因にはいろいろなものがある。家族も引き取れない。助けがなければまともな社会生活が送れない。病院が本人を守るべきではないか？ 長期入院患者さんの退院は並大抵の努力では実現できない。病棟スタッフはルーチンワークで忙しい。苦労して苦労して退院させた後に、何か問題でも起こしたら、誰が責任を取るのか？ 病院に居てもらった方《ほう》が、病院経営も安定する。そもそも患者さん本人が退院を望んでいない、などなど。

病院は回復と社会復帰を助ける一時的な場所

では病院とは何か？ 病院の本来の使命は何か？ 患者さんの「治療、回復、社会復帰を手助けする一時的な場所」というのが、私たちの答えである。本来、病院は患者さんの生活の場ではない。少なくとも長期間生活する場所ではない。やむなく療養型の病院というものが存在するが、多くの病院は生活をするところではない。しかし精神科では、慢性期病棟で退院できずに何年も生活をしている患者さんがいる。誰が「退院できないのもやむを得ない」と判断したのだろうか？　本来は社会に戻れる患者さんであるのに、「退院はムリだ」と決定する権限を誰が持っているのだろうか？　精神科医か？　看護師か？　家族か？　患者さん本人か？　社会か？

長期入院の弊害

家族や本人の安全安心、病院側の経営的な安定など、長期入院のメリットを挙げる人がいる。だが、本人の自由、自立、成長を含め、さまざまな点から見て、デメリットの方《ほう》が遥かに大きい。社会性が奪われ、生活上のスキルがどんどん失われる。食事の心配はいらない。片付けをしなくていい。入浴機会も用意されている。洗濯物も業者任せ。病院によっては、普通の社会生活では一切着ることがないであろう、目立つユニフォームを着せられる。無断離院を防ぐ意味もあるだろう。生活上のことを自分で決め、自分で試したり実行したりする力がどんどん失われる。いわば病棟に閉じ込め、成長していくチャンスを奪っているのと同じである。

患者さんの自由と権利　vs　医療者側の詭弁

患者さんには、入院していては発揮できない個性や才能がある。患者さんは社会で生活して、病気と付き合いながら成長する自由と権利を持っている。「患者さんが望んでいないので退院はさせられない」という言い訳は、次の通り、医療者側の詭弁に聞こえてもおかしくない。自分で患者さんの意欲を失わせておきながら、本人の意欲の無さを理由にしている。自分が本人の自由を奪っておきながら、本人が病棟という「鎖につながれているのを望んでいる」と決め付けている。結局、多くの社会的入院が存在する現実は、政策決定者と医療者側の怠慢の結果ではないか？　そのように厳しく批判されたならば、私たちはどれほど反論できるだろう。最大の努力を続けながら、それでも退院できない事情がある場合だけ、長期入院が許容される。

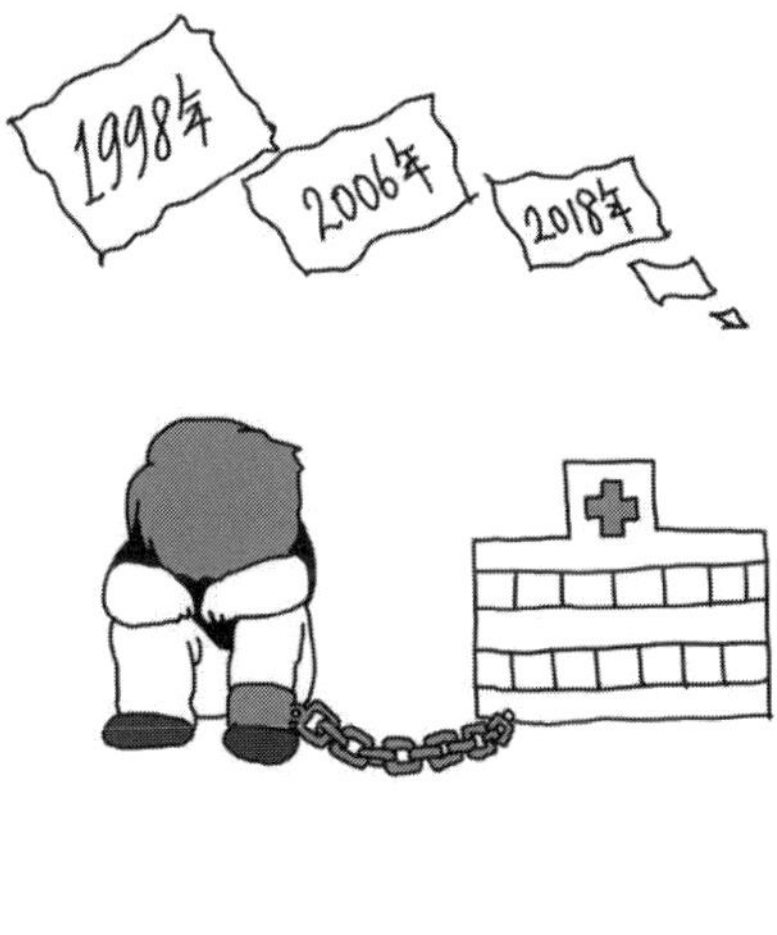

患者さんの自己決定とは何か？

自分のことを自分で決めることが提案されている。何かを決定する時に、患者さんを交えて話し合い、支援者のアドバイスと提案を受けながら、患者さんが自分のことを主体的に決めていくことが望まれている。いわゆるシェアード・ディシジョン・メイキング（共有意思決定：ＳＤＭ）である（※）。

ＳＤＭは、精神科以外の医療現場でも非常に重要な概念である。ただし、すべてにおいてＳＤＭを採用する必要があるとは限らない。むしろ不要な場合は、ＳＤＭを行《おこな》ってはいけないとされる。一般に最良の選択肢が一つである場合、つまり治療効果の確実性が高い場合はＳＤＭを行《おこな》わない。選択肢が一つならば、他の方法に比べて、望ましい結果を期待できる可能性が非常に高い治療法なので、選択に悩むことはないのである。選択肢が一つである場合は、ＳＤＭではなく、患者さんが最良の結果が得られる治療法として納得し、主体的、能動的に受け入れることが望ましい。他方、治療の効果が不確実で、代替案が二つ以上ある場合に、いま利用できる最善のエビデンスを共有して、一緒に治療方針を決定していくためのＳＤＭが行《おこな》われるのである。

※：究極の実践例がオープンダイアローグという試みである。オープンダイアローグとは、統合失調症に対する治療的介入の手法。フィンランドで一九八〇年代から実践され、「開かれた対話」と訳される。他にうつ病、引きこもりの治療にも成果を上げており、発達障害の治療法としても期待されている。患者やその家族から依頼を受けた医療スタッフが、二四時間以内に治療チームを招集して患者の自宅を訪問し、症状が治まるまで毎日対話するというシンプルな方法で、入院治療や薬物治療は可能な限り行《おこな》わない。「患者を批判しない」「とにかく対話する」などのルールがある。統合失調症の患者さんは、創造的である反面、極言すれば病的でもある。モノローグ（独白、ひとり言）に陥りやすく、そこから開放（オープン）して、ダイアローグ（対話）に導くことを目標としている。

精神科の長期入院者に焦点を当ててみよう。長期入院者の退院に関する自己決定という点に関しては、ＳＤＭと似たところがあるのだろうか？　私たちは考えている。患者さんが退院して反社会的なことなどを行《おこな》わない限り、治療の最終的な選択肢は、「退院」「社会復帰」の一択である。退院するか、このまま入院を続けるかの二択ではない。最良の選択肢は、「退院」「社会復帰」一つと決まっているので、ＳＤＭを行《おこな》わずに、患者さんが効果の確実性が高い治療の方向性を納得し、主体的、能動的に受け入れる必要性がある。「退院」「社会復帰」の主体的選択が、精神科に長期間入院している患者さんに求められ、望まれている自己決定である。

本人に退院の意思や意欲（第７章参照）がないというのは、患者さんが悪いのではない。医療者側の治療が功を奏していないのであり、病勢が著しく悪いか、医療者側の努力が足りないかのどちらか、あるいは両方なのである。流行のＳＤＭを引っ張り出して、患者さんが入院継続を望みました、だから、退院しないこと、入院を継続することを決定しました、と言うのは間違っていないだろうか。

病院による管理か？　患者さんの自立優先か？

ある病院では、患者さんが無断で離院すると、担当医と病棟責任者が注意を受ける。「無断離院者を出すのは管理が甘いからだ」「徹底して管理をするように」「今後は無断離院が起こらないように」。責任は病棟責任者が負いなさいと言うのである。他方、別の病院では、患者さんが無断で離院するようなことがあっても、粛々と心当たりを探したり、連絡を入れたり、必要であれば、入院患者さんの離院届けを書いて、所轄の警察署に届け出たりする。見つかれば病棟スタッフが迎えにいって戻って来てもらう。担当医と病棟責任者がいちいち呼び出され、注意を受けることはない。開放病棟であっても、閉鎖病棟であっても変わりがない。二つの病院における差は、いったい何だろう？　言うまでもなく、後者が長期入院者の退院に熱心に取り組んでいる病院、前者がそれほどでもない病院である。

長期入院者の退院に熱心に取り組んでいる病院では、管理が強調されることはあまりない。不測の事態に病棟スタッフが責任を取るように迫られたりもしない。むしろ、患者さんの治療と回復に専心せよというメッセージが伝わってくる。社会に戻って生活するためには、患者さん自身が医療者と協力関係を築き、助けを受けながら、自分の行動に責任を持つことが求められる。患者さんの自立は、病院側、病棟側の管理責任よりも遥かに重要な治療目的である。病院は、管理し、管理される場というよりもむしろ、患者さんたちが自立に向けて練習を積む場なのである。

責任は誰が取るのかという議論

二つの病院の差は、職員の行動にも表れる。管理が強調される病院の病棟では、職員はルーチンワーク以外のことにあまりチャレンジしようとはしない。例えば患者さんの外出などは制限が加えられることが多い。本人の治療にどうしても必要だと思われる手続き、やむを得ない買い物、他科や他病院の受診などがあっても、患者さんに同行して外出することを躊躇《ためら》う。なぜか？　「何かあったら誰が責任を取りますか」である。結局、どんなことでも家族に来てもらい、本人の外出に同行をお願いする。他方、患者さんの自立を後押ししようとする病院では、病棟スタッフは積極的である。受け持ち患者さんであってもなくても、患者さんの手続き、どうしても必要な買い物、他科受診や他病院受診などに進んで同行する。その行動に「何かあったら誰が責任を取るんですか」と問う人はいない。

私自身も病棟で次の二つを強く意識している。

（1）決して一人では決めない。必ず誰かと相談して決める。どのスタッフでも、私自身であっても、例外なしである。

（2）何かを決めて実行し、うまくいかない場合であっても、決定し実行するメンバーに責任を負わせない。主治医や病棟責任者が責任を持つ。治療と自立のためならば、安心して積極的に行動してもらう。

組織の下の者が責任を取らされるのか、上に立つ者が責任を取ってくれる組織なのか？　この違いが、管理重視か、患者さんの真の治療と自立重視かの方向性にかかわっている。上に立つ者が自ら進んで責任を引き受けてくれるなら、大胆に患者さんの治療に取り組むことができる。自由も感じられる。やりがいのある仕事に長期で取り組める環境とは、責任を誰が取るのかという問いに、きちんと答えられるかどうかにかかっている。

医療者側の使命の一つ

長期入院者をなぜ退院させるのか？　それは単純に、病院がそもそも持っている機能に、忠実であろうという姿勢から来ている。それは、「病院は生活の場ではない」「患者さんの治療、回復、社会復帰を手助けする一時的な場所である」という確信である。

患者さんが言う「ずっと病院にいる」を真に受けてはいけない。表向きの言葉を、医療者が患者さんの退院を考えないことの言い訳にしてはならない。また、患者さんは自分の行動に責任が取れるようにはならない、と十把一絡げに決めつけない方《ほう》がいい。そして、「誰が責任を取るのか」という発言に終止符を打ち、病院内では、その問いがもう発せられないようにしたい。患者さんが病気と付き合いながらも、地域生活の中で回復、成長していくのを手助けすることが、医療者としての本来の使命であり、責任ではないか。だから、長期入院の患者さんにも退院してもらうのである。私たちはそう考えている。

家族に真の安心と希望を持っていただく

もう一つの視点も加えよう。家族は本人の病状ゆえに大きな苦しみの中にいた。入院している間はその苦しみから一部解放されるわけであるが、入退院を何度も繰り返すたびに、本人の病状が良くなる希望を失っていく。本人が自立することは著しく困難であり、以前は家族が全面的に面倒を見なければいけなかった。そうしているうちに本人は長期入院になる。治療が功を奏することなく時間だけが経過する。家族は長期入院によって安心が得られ、本人の安全と自分たち家族の安全も守られることになった。

家族として背負ってきた負担、苦悩、死ぬほどの思いをしてきたという歴史があり、そうしたことを二度と味わいたくないと考え、過去の過ちを二度と繰り返して欲しくないと思っている。これまで入院という形で家族の負担軽減と安心が担保され、その点では病院が一定の安心を提供できていた。他方、本人の病状回復や自立は病院に委ねられていたが、残念ながら病院はその役割を充分には果せていたとは言えない面があった。本人の自立や回復は二の次になり、病院内で安全が管理され、ただそこで生活しているだけという状態となることがあった。社会的入院である。いわば本人の自立や回復を犠牲にして、病院は「歪《いびつ》な偽りの安心」を家族に与え続けてきたのである。

しかし時代は変わり、治療そのもの全体が見直されるようになった。本人が病気を抱えつつも希望を持って生きてゆく別次元の方向性が示され、家族の負担軽減と安心を犠牲にすることなく、本人の自立や回復を目指す道筋が見つかった。言い換えるなら、退院した本人の面倒を家族が見る時代は終わった。本人の自立や回復が全面的に家族に委ねられることはなくなり、その役割は病院と地域支援者のネットワークの中に委ねられるようになった。最新の精神科医療と福祉を提供するそのネットワークで治療、退院支援、地域生活支援を受けるなら、本人が退院することで家族の人生が大きく変わることはもうない。家族は本人と適切な距離と関係を保ちつつ、本人が自立する姿を見守ることができるようになった。

忙しい生活の中では難しいかもしれないが、何度か病院に足を運んで相談をしてもらう必要はある。退院支援のチーム医療がなされている病院で、本人の退院に関係した話し合いを重ねる必要もある。福祉のネットワークの関係者と打ち合わせをし、連携を取らなくてはならない。だがその相談、話し合い、打ち合わせを通して、家族の負担軽減と安心、安全が損なわれることがなく、本人の自立と回復が犠牲にされ

ることのない治療方針が共有できる。(※)

なぜ退院か？　医療と福祉の最新ネットワークにより、本人の病状変化や自立への歩みが見守られるからである。病状悪化の際は、必要なら病院が責任を持って入院治療を行《おこな》うことを保証するからである。さらに病気ゆえの負担は地域の支援者が分かち合ってくれることで、家族の安心と安全が、入院で得られるのとほぼ同レベルで得られるようになったからである。家族と適切な距離と関係を保ちつつ、ゆっくりとしたものではあるが本人の自立と回復が見込め、真の希望も得られるのである。

残念ながら、精神科医療と福祉の最新ネットワークが、日本のすべての地域で張り巡らされているわけではない。長期入院患者さんの高齢化が進む中、残されている時間は多くない。精神科長期入院《ロングスティ》の方たちが、少しでも回復し、自立することができるよう、この課題に取り組む精神科医療者、精神科病院、福祉関係者、家族が増えるように望む。

※：家族の同意なしに退院支援を行《おこな》うことはない。症例2のBさんだけは、何度お願いしてもご親族のご協力が得られなかったので、本人を守るためにやむを得ず特別な手段を取らざるを得なかったが（四二ページ）、その他すべての患者さんについて家族の同意と協力をもらっている。病院側が強引に進めたことはなく、その調整に何年もの時間がかかる場合もある。

第3章 何が退院を阻むのか？

社会の偏見

長期入院患者さんの退院を阻んでいる要因について考えてみる。まずは社会の偏見である。一般の方と話していて、次のように問いかけられることがある。「病院から患者さんを退院させても大丈夫なんですか？」と。問いの根底には、「重い精神疾患を患っている人たちは危険である！」という思いが透けて見える。

誤解

精神疾患の患者さんは、知的障がいの方たちを含めても日本の総人口の三パーセント弱であるが、検挙された人々の比率は人口の〇・九パーセントでしかない。三パーセントと〇・九パーセント、その差は明らかである。精神疾患の患者さんたちはすべて「犯罪に染まりやすい」「危険だ」というのは誤解、迷信、偏見である。マスコミなどが流すウソのイメージや、私たちの思い込みを信じてはいけない。反社会的なことがどうしてもやめられない、重い障害を抱えた人もいる。そういう場合はもちろん長期入院となってしまう。ところが、実際にはそうでない方たちが圧倒的多数を占めている。反社会的な行為をしない保証はないという理由で、精神疾患を抱えている患者さんは皆、保護して精神科の病棟に閉じ込めておくべきだとでも言うのであろうか？　答えるまでもない。長期入院の患者さんは、自分たちとは全然違う、怪しげな人たちに見えるかもしれないが、病気ゆえに苦しんでいて手助けが必要な一人の人に過ぎない。反社会的な行為をしない患者さんたちは、一般の住居で暮らす権利と自由を持っていると私たちは考えている。

精神疾患患者さんを閉じ込める流れを作った二大事件

近現代史において、精神疾患を抱えている患者さんは皆、座敷牢か精神科の病棟に閉じ込めておくべきだという流れを作ったのが、相馬事件とライシャワー事件である。

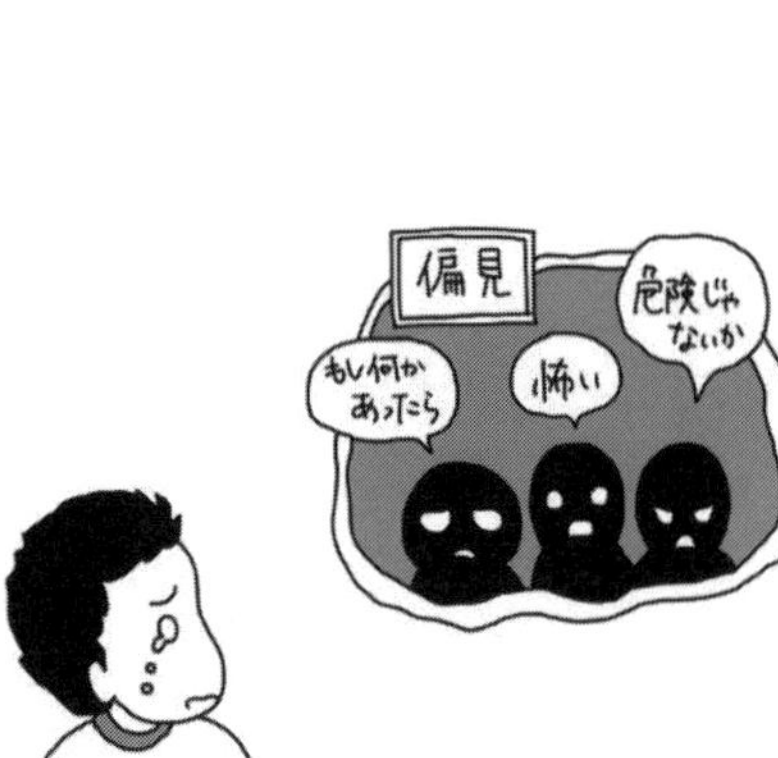

その二大事件を含めて、日本の精神医療史では、次の四つが大きなターニングポイントとされている。
①明治時代の「相馬事件」とその後の私宅監置による監禁型精神医療の成立
②ＧＨＱ占領下の一九五〇年に成立した「精神衛生法」
③一九六四年の「ライシャワー事件」とその後の「精神衛生法の改正」、精神病床の大幅な拡充強化
④一九八七年に成立した「精神保健法」
どれも大切なので、順を追って概説する。

①相馬事件

相馬事件のあらましは次の通りである。

相馬中村藩の当主相馬誠胤《そうまともたね》は、戊辰《ぼしん》戦争後に中村藩知事となった。現在の福島県浜通り北部である。二四歳の時に、現代でいう緊張型統合失調症と思われる精神疾患を発症。相馬家の親族は自宅監禁を政府から許可されて、本人に自宅で監禁生活を送らせた。その後、巣鴨にある東京府立癲狂院《てんきょういん》（現代の精神病院）に移送された。相馬中村藩の旧藩士である錦織剛清《にしごりたけきよ》は、旧当主の病気に疑問を持った。相馬家の人々が財産を奪おうとしている陰謀であると考え、福沢諭吉などの有力者にも働きかけていた。錦織は巣鴨の癲狂院に侵入し、相馬誠胤を病院から連れ出すことに成功した。まもなく逮捕され、家宅侵入罪で

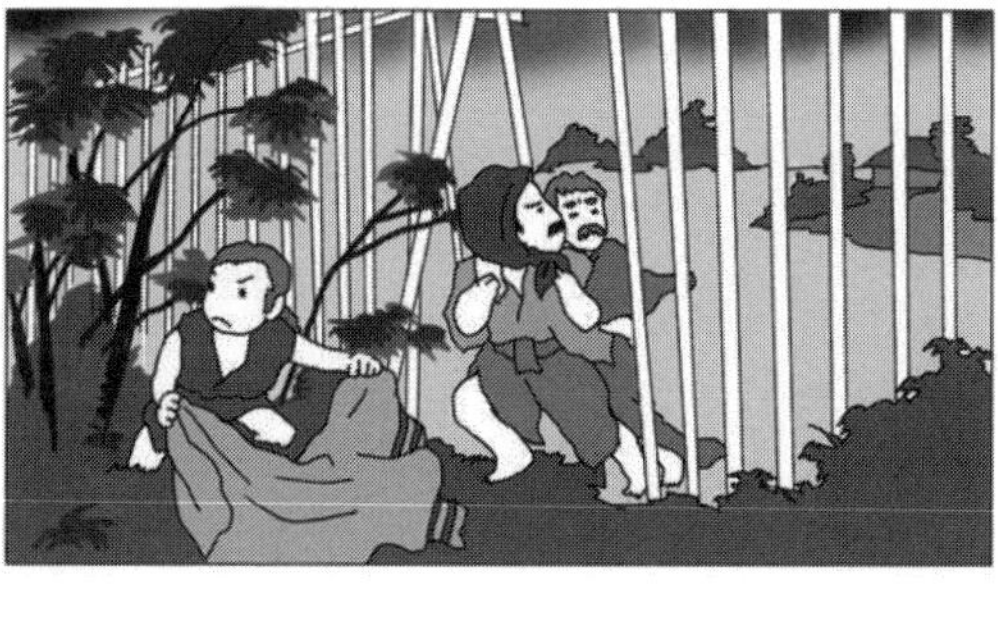

有罪判決を受けた。当時普及し始めた新聞は錦織の忠義を称賛した。しかし、相馬事件は西欧諸国の新聞でも報じられ、日本の精神病患者は保護されていない状態であると、批判を浴びてしまった。この事件を契機として、日本の精神医療への関心が世間で高まった。「野放しでいいのか」「取り締まるべきではないのか」という世論に押される形で、「精神病者監護法」が成立する。監護法の目的は、精神病患者を「私宅監置」、すなわち自宅の座敷牢で監禁して社会から隔離し、内務省や警察が、精神病患者を取り締まることになった。このため、精神科系の医療機関による専門治療は進まなくなってしまった。

②精神衛生法の成立

精神衛生法が一九五〇年に成立し、私宅監護制度が廃止され、都道府県に精神科病院の設置が義務付けられた。自傷他害の可能性のある患者の措置入院と、保護義務者の同意による同意入院制度が新設され、民間精神科病院の支援などが始まった。当時、向精神薬が発見され、クロルプロマジン、ハロペリドールが導入され始めた。以前、生涯にわたって収容が必要であるとされていた患者さんであるが、向精神薬の発見によって症状の寛解率が著しく向上し、社会復帰の可能性が広がることになった。

③ライシャワー事件

しかしライシャワー事件で、その流れが大きく揺るがされてしまう。一九六四年三月二四日、米駐日大使エドウィン・O・ライシャワーが、米大使館本館の門の前で、一九歳の日本人青年男性に大腿部をナイフで刺され、輸血しなければならないほどの重傷を負った。青年は統合失調症での入院歴があった。新聞各紙は一斉に批判記事を掲載した。「精神異常と断定」「異常少年」「変質者」「野放し状態をなくせ」「精神病者や変質者……危険人物を野放しにしておかないように」「危険な行動に出るかもしれない精神分裂患者はゴマンといる」「取り締まりと警戒については深く考えなければならない」「全国に百余万人、変質者見分けつかず野放し」など。精神障害者が野放しになっているとの批判を展開し、政府や世論は精神障害者への態度を硬化させていった。日本精神神経学会や厚生省は欧米をモデルとして、地域医療や社会復帰を推進する法律（精神衛生法）の改正を検討していたが、その理念は変更を余儀なくされた。逆に精神科病棟への入院隔離が強化され、一九六〇年から一九七〇年にかけて精神科病床が九万床から二五万床に大幅に増加した。日本は再び隔離型の精神医療に戻ってしまったのである。

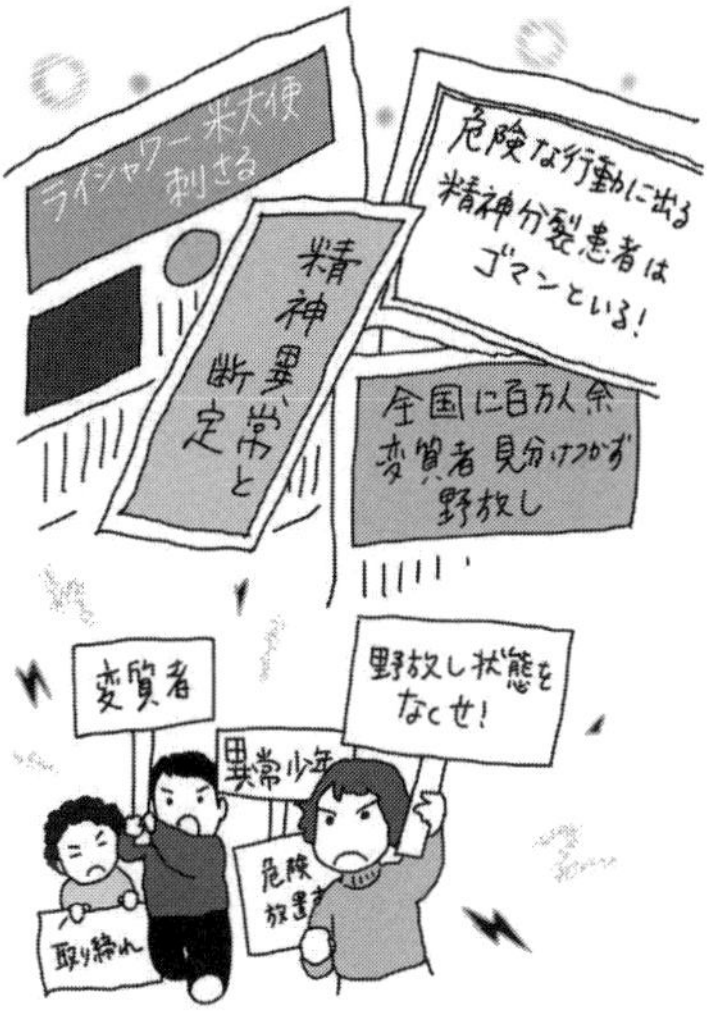

④ 精神保健法、精神保健福祉法の成立

長年の施策が見直されたのは、「精神保健法」の成立した一九八七年のことであり、地域医療と社会復帰を推進する法律が整備された。現在は「精神保健福祉法」と改正されて（一九九五年）、その施策が実行されつつある。日本の精神科病棟には、一九六〇年から八〇年代に入院し、世間から隔離された患者さんたちがいる。一九九〇年代以降も、収容隔離しておこうとするプレッシャーの中で入院となった患者さんたちがいる。そして現在も、重い精神疾患に苦しむ人たちは、精神科の病院にいてもらう方《ほう》が本人も、家族も、社会も安心、安全であるという空気と常識が脈々として続いている。私たちのように退院を支援する者たちは、患者さんたちと家族の皆さんを「歪《いびつ》な安心と安全」「空気」「常識」という縄目から解き放つ役割を、微力ながら担っていると言える。むしろ、患者さんたちの「回復」「自立」と家族の「本当の安心」に向けて、少しずつ進もうとしている。社会で受け入れようと支援している方々と力を合わせて、歴史の大きな流れの中で、一つひとつの仕事に取り組んでいきたい。

精神科病床数は減らせているか

人口千人あたりの精神科病床数の国際比較（二〇一二年）で、日本は二・七床とダントツで一位。ベルギー、ドイツの一・七、一・三を除くと、欧米では軒並み一未満。平均在院日数の国際比較（二〇一四年）でも、日本は二八五日で長期入院が多く、欧米では六〜四〇日。二〇一七年における我が国の精神科入院患者数は二八万人で、一年以上が約六割の一七万人、五年以上が約三割と九万人もいる。国として社会

的入院を減らす取り組みを始めて久しいが、進捗状況はどうであろう。病床数は二〇一六年時点で、一〇年間に一・六万床、以前と比べて約五パーセント減ったが、それを大きな進歩と見るかは微妙なところだ。施策によるさらなる工夫が求められる。

患者さんを数字で扱いがちな政策立案者の中には、次のように見込む人がいる。このまま長期入院者が高齢化して精神科病院の中で亡くなっていくと想定するなら、退院してもらう努力をしてもしなくても病床数は減る、と。薬物療法の力などで新規患者さんが軽症化している現状を考えると、長期入院患者さんの数は確かに減るだろう。だが、果たして数字だけ減れば、それでいいという単純な問題なのだろうか。そもそも、現場で実際に戦っているスタッフ、地域支援者の皆さんの努力に敬意を払わない、あまりにも冷たい認識ではないだろうか。何より、長期入院を余儀なくされている患者さんに対して失礼極まりない言いようではないか。

家族の負担

精神衛生法、精神保健法のもとで、我が国ではしばらく、精神疾患の患者さんは家族で面倒を見るか、長期に入院させるかの二択だった。入院が必要な場合、一部の病院では、重症で面倒な患者さんをなるべく抱え込まないようにと、いったん退院させてから他の病院に紹介する傾向もあった。家族からすると、いわゆるたらい回しにされている感覚を味わっていた。それが影響してか、家族に患者さんの退院の話をすると、決まって「押しつけられている」「他病院を探せと言われている」と心配される。家族は安全を見越して、入院を続けてもらいたいのである。家族が過去に抱えていた苦しみ、本人の病気に由来した多くの苦悩を考えると、気持ちはよく理解できる。だが、退院支援に熱心で実績のある病院では、家族に責任を押し付けたりしない。患者さんをたらい回しにはしない。訪問看護や地域の支援者とチームで患者さんの地域社会生活を支え、万が一、再入院しなければならない場合にも、通院先の病院につなげている。家族が負担を感じる場合は、「入院の同意」を得る連絡先となることだけをお願いしている。構築したネットワークにご理解と安心をしてもらう努力を、一例ごとに積み重ねなくてはならない。

歪《いびつ》な偽りの安心を提供し続けた病院

病院から退院の提案をし、今後の「安心」を保証しても、家族としては不安を拭えないことが多い。これまでの負担を考えれば当然のことであろう。再度その負担を背負う不安である。そのため、退院の話を進めることに躊躇されるのである。逆から見ると、これまであまりにも長い間、病院が入院という形で、「歪《いびつ》な偽りの安心」を与え続けたのである（参照：第10章　症例12）。

退院への意欲

患者さん本人に退院する意欲がないこと、これが退院を阻む最大の要因である。意欲については別に章を立ててまとめる（第7章）。

評判のいい日本の医療社会保障制度

日本の医療制度は、世界的に見ると評判がいい。分け隔てなく、誰でも病院にかかり専門的な治療を受けることができる。社会全体としては莫大な費用がかかって将来的な財政危機の課題はあるが、保険診療、高額医療費の公的な補填制度、自立支援医療などが、個人の負担軽減に成功している。社会保障制度も世界的に見ると手厚い。障害年金や生活保護を含め、最低限の支援が担保されている。しかも生活保護であれば、医療費は全額公費負担である。

ギリギリ生活保護を受給していない方への支援

他方、疑問に感じることもある。まず、生活保護を受けずに頑張っている人にとっては、医療費は明らかな負担である。入院費が高すぎるのである。高額医療費の公的な補填制度を利用しても、貴重な蓄えを取り崩さない限り、入院治療を受けるのは難しい。

障害年金が本人のために使われないリスク

障害年金が本人のために使われないリスクもある。家族が管理していて、本人のために真面目に使うことが大半である。しかし残念ながら、一部に不適切な家族がいる。本人を長期入院させ、入院費用と小遣い分を年金から支払い、残った額を本人以外のために使用している。善意に信頼しているのだが、報告義務もなければ、本人以外のために使っても罰則がない。親族に金銭管理から手を引いてもらい、ようやく本人のために障害年金が使われ、最終的には成年後見制度を導入したケースが存在する。本章では、具体例を提示してみたい。

【症例2】

誰のための障害年金か？

Bさん　五〇代　女性　統合失調症

二〇代で発症。短期間の入院を二度経たのち、二〇代後半に入院。以降、著しい妄想に支配され、社会認知機能が低下し、退院する機会を失って入院が長期化した。大きな目が印象的で、病院スタッフに恋愛妄想を抱《いだ》くこともあり、突然医局に現れて「△□ドクターの妻です」と言って、周りを困惑させたこともあった。私が赴任して病棟主治医となった。言っていることが支離滅裂な時があった。自分で作り出した病名をたくさん並べて症状を訴え、自分で考え出した架空のクスリを服用したいと希望した。時に手が付けられないほど不機嫌で怒りっぽくなった。両親は他界し、支援は親族に引き継がれた。ただ残念ながら、親族は面会にも話し合いにも来てもらえなかった。逆に支給されている障害年金が、最低限の入院費用以外は本人のために使われず、残りが親族の生活費に当てられるなど、不適切な取り扱いを受けていたようである。入院中に急性胆嚢炎を発症し、他病院に急遽転院して手術を受けたことがあった。その際の対応、支払いなどについても、スンナリとはいかなかったようだ。

こんな状態のBさんがそもそも退院できるのだろうかと悩みつつ、チームとして打ち合わせを何度か繰り返した。良案が見つからないまま時間が経過していたところ、担当看護師が次のように分析して本人を擁護してくれた。

「外出しても離院することはありません」

「迷子にならないで必ず病院に戻ってきます」

「不機嫌になり怒りっぽくなるのは、たいてい睡眠が足りていないか疲れているせいです」

と。

そこで、「迷子にならないこと」を本人が持っている強みととらえ、焦点を当てることとした。生活訓練施設を選択して入院している間からその施設に通い、試験参加を繰り返す計画を立てた。ところが本人の手許には小遣いすらなく、試験参加のための費用がない。親族に何度お願いしても振り込まれることはなかった。そうした状態が長く続くので、肝心の試験参加は一向に進まず、埒《らち》が明かないため病院として腹をくくることにした。親族には本人名義の障害年金を本人の人生のために使ってもらうよう、強くお願いすることに

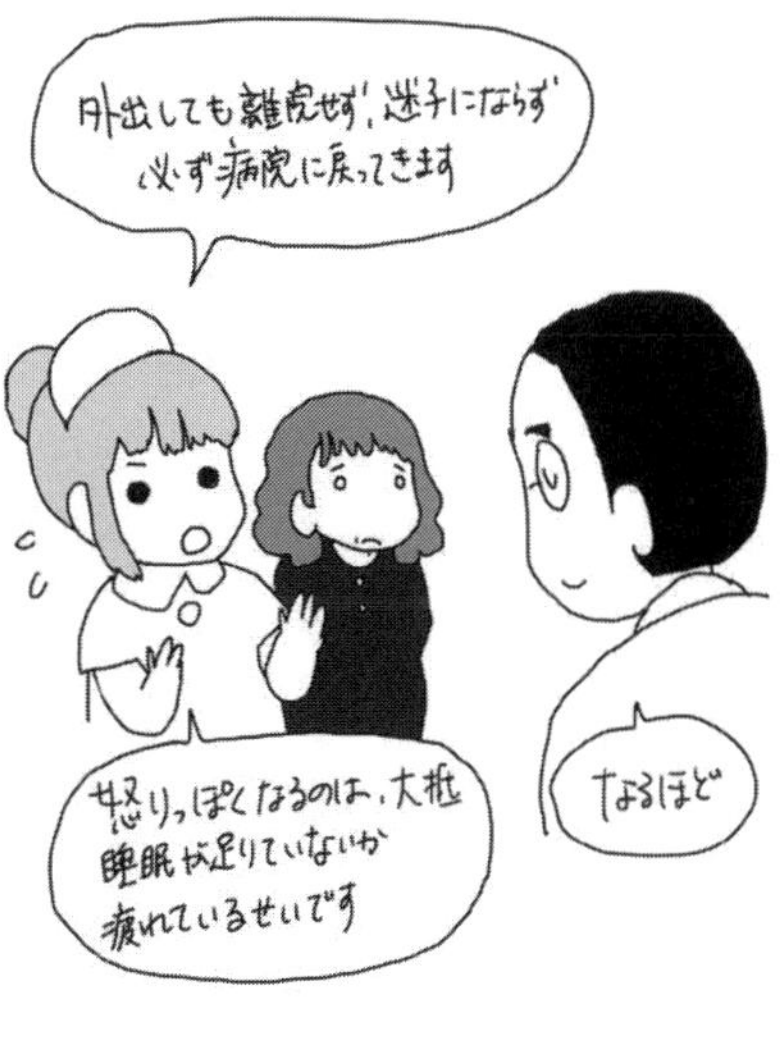
外出しても離院せず、迷子にならず
必ず病院に戻ってきます
怒りっぽくなるのは、大抵
睡眠が足りていないか
疲れているせいです
なるほど

したのだ。すると以前とは違う病院側の対応に強く立腹され、拒絶する態度を見せた。今後いっさい手を引くと言われ、もともと希薄だったかかわりが以降はゼロになってしまった。強硬な手段に訴えることになってしまったが、本人を守るためなのでやむを得ない。障害年金が入金される銀行口座を新たに開き、本人が管理できるようにした。加えて、病院がずっと管理するわけにもいかないため、お金を貯めて成年後見制度を利用し、本人の権利を適正な形で守る方針とした。親族の助けがなくても大丈夫なように、病院全体として本人を支えることとしたのだ。

通常なら、日中の体験利用と宿泊体験利用に半年か一年かけるだけで、当該生活訓練施設への入所が実現する。だがBさんの場合、施設側は慎重だった。ほぼ二年かけて徐々に慣れてもらう方針を取った。ようやく生活訓練施設への退院が実現。週一回の再診のために通院を開始した。迷子にならないことが本人の強みのはずだったが、一度幻覚妄想状態となって無断で施設からいなくなり、警察にも連絡して警察犬が導入されて大掛かりに捜索する「事件」が発生。かなり離れた民家の軒下でじっとしているところを発見され、当院に再入院となった。同じ事件が再発しないように、一カ月に一度の向精神薬の注射が導入されることになった。仕切り直しで同じ施設に退院。その後、合計三年間の生活訓練施設での暮らしを経て、支援の手厚いグループホームに生活の場を移した。

症状がたいへん重い患者さんの生活を、どのように支えるかは大きな課題である。Bさんは入院していても手がかかった。退院しても手厚い支援が必要である。食事も入浴も提供される生活訓練施設やグループホームで暮らさなくてはならなかった。日中通所先に通い、訪問看護にもかかわって支えてもらい、週に一度の外来受診を欠かすことができない。入院して本人を支える方《ほう》が、病院というシステムの中に組み込まれるので、楽といえば楽、安心といえば安心である。ただ、病院は治療の場であって生活の場ではない。長期入院は本人の生活能力を確実に奪っていく。自分で何かを決めていくことがない。病院外での生活を選択するなら、暮らしの場面々々で、人とかかわりながら何かを自分で決めていくという機会が増え、入院生活では得られない本人の成長が見込める。本人は日中の通所先で軽作業をしながらお小遣いを自分で少しでも稼ぐことができ、結果として労働から得られる最低限の喜びや充実感が得られている。病状の重いBさんでも、自立と成長に向けて歩み出すことができたのだ。その歩み出しは、思い返すと「障害年金を本人の生活のために適切に使う」と強く決断し、親族の反発は覚悟の上で、大きく舵を切った時に実現したものだったと思う。

家族、親族がいても支援をしてもらえない時

長期入院患者さんと長くかかわっていると、心を痛めてしまうような現実と向き合わざるを得ないことがある。その一つを紹介した。入院している時にかかるお金は、

①入院費
②食費
③衣服
④洗濯
⑤入浴、衛生、整容に関する費用

⑥　最低限のお小遣い
⑦　退院に取り組む際に必要な費用
⑧　将来のためにいくらか蓄えるべき費用

などである。これらの費用のうち、Bさんの親族は、①と②は出してくれていた。しかし、本人の小遣いを含む③〜⑥の入金は滞ることが多かった。何度か連絡して、ようやく入金してくれるという状態であった。さらに、生活訓練施設を試験利用するためには⑦が必要であったが、何度催促しても、いつまで経っても入金はしてもらえなかった。本人の障害年金で充分に賄える金額であるにもかかわらず、である。そのため、病棟として何度も話し合って決断し、親族の反発覚悟で強く提案した。やむなく、本人の銀行口座を新たに開設して、障害年金がそこに入るようにするという手段に訴えることにしたのだ。

成年後見制度

続いて、本来あるべき適切な在り方に近づけるために、成年後見制度を利用することにした。成年後見制度を利用するには一定の費用がかかるので、その費用を捻出するために、⑧をまず少しずつ蓄え、時間をかけて、本人が成年後見制度を利用する形を取ったのである。

成年後見制度にも落とし穴がある

他に、次のようなあからさまな例を別の病院で経験したことがある。「余計な出費はもっての外」「支払えるのは〇〇円まで」「それ以上はビタ一文出せない」「以前からそう取り決めていた」「もう手打ちは済んでいる」と、成年後見人となっている親族の方が直談判《じかだんぱん》に来られたのだ。こうした場合は、退院に関係した出費など全くもって論外である。本人の障害年金や生活保護の保護費などは、自分たちの生活費の足しになっていると、家族や親族が自ら病院側に宣言しているようなものである。家族や親族が成年後見人となっていて、本人のために適切に管理していない事実からすると、厳密な報告義務や罰則規定の導入が必要であると私たちは考える。

善意の家族の顔に泥を塗る一部の心ない人々

もちろん、病院との関係が良好な家族は、おしなべて善意の方たちである。本人の安全と回復を心から願っている。本人名義のお金は、本人のために計画的に使ってくれる。患者さん自身に必要なら、惜しむことなくお金を振り込んでくれる。退院に必要なお金に関しては、快く工面をしてくれる。ごく一部に、右のような人たちがいるだけなのである。私たちから見ると、一部の心ない家族からの扱いは、本人への虐待と言ってもいいほどのものだ。

正常な判断能力を失ったのは誰か？

私たちの普通のイメージは、重い精神疾患を患うと、正常な判断力を失って、お金を管理できなくなるというものである。だから、家族が代わりに金銭管理を行《おこな》っている。もちろん、治療が進んで、寛解状態になった患者さんは、自分のお金を自分で管理できるようになる。自立という点では、後者の自分で管理できる状態が望ましいのは言うまでもない。ところが、虐待のような仕打ちをする心ない家族に出会うと私たちは考えてしまう。確かに、家族、親族の生活は苦しいかもしれない。かつて患者さんの病状が悪かった時に、家族や親族は迷惑と苦労を味わったかもしれない。しかし、正常な判断力を失って、お金をまともに管理できなくなっているのは、果たしてどちらなのだろう？　患者さんなのか？　それとも心ない家族や親族であるのか？

公正中立な成年後見人を選定せよ

そこで私たちは、あまりにもひどく、看過できない場合には、本人のために、成年後見制度を積極的に利用することにしている。もちろん、後見人として引き受けてもらうのは、公正中立な立場の第三者である。本人の権利を、なんびとであろうと、心ない人から守るためであり、やむを得ない。そうした心ない人たちからの束縛から離れることができれば、退院支援の話はずっと進めやすくなる。他方、善意の家族の場合であっても、ご高齢になるなどして、患者さんの金銭管理を肩代わりできなくなる時が来る。それを見越して、家族が本人を守る意味で、成年後見制度を利用して第三者に支援を委託する場合もある。後者は、家族の英断によると言えるのであり、前者は、病院や医療者としての覚悟が試された結果だろう。

長期入院者への過度な優遇措置

私たちが疑問に感じることの最後に、マル障と呼ばれる、重度心身障害者医療費助成制度がある。入院費や治療費が安くて済むという制度で、長期入院者とその家族にはありがたい制度である。ただし、退院支援を進めるには障害となるしかないシロモノである（参照：コラム〈３〉）。退院するためには、いろいろなハードルを乗り越えなければならない。マル障を受けている患者さんの家族で、本人にずっと入院してもらいたいと考えているのであれば、新たに経済的なハードルが課せられる退院後の入居先など、検討の対象にすらならないだろう。

コラム〈3〉 長期入院にメリットがある日本の制度設計

問題は、障害年金が本人のために使われないことだけではない。そもそも長期入院者が退院するには、さまざまなハードルが待ち構えている。中でも経済的なハードルは私たちの手に余る。一般に、日本の入院費用の個人負担は低く抑えられていると思う。特に慢性期の患者さんの経済的な負担は、急性期の負担より軽くなっている。特に、マル障と呼ばれる重度心身障害者医療費助成制度を受けている患者さんは、自宅で暮らして衣食住にかかる費用よりも格段に安い費用で、病院での医療、生活上の費用すべてが賄える。患者さんと家族にとって、とても安心で有利な制度である。いったんマル障の認定を受けると、よほどのことがなければ、それが取り消されることはない。他方、長期入院患者さんが社会復帰しようとする時、グループホームに入るにも、高齢者施設に入るにも、それなりに経済的な負担を新たにお願いしなくてはならない。退院と社会復帰に意義を感じている、意欲ある患者さんと家族にとって、経済的なハードルはさほど高くない。しかし、マル障の認定を受けていて、退院と社会復帰にあまり理解のない家族の場合、病院から出てグループホームや高齢者施設に入る時に提示される経済的負担は、なかなか受け入れられるようなモノではない。そのような中、退院を決断して受け入れてくださる家族には本当に頭が下がる。何度か書いたが、病院も長期入院者を抱えていることの方《ほう》が、短期的とは言え、経済的にメリットは大きいのである。日本の精神保健は、長期入院にメリットがあるよう制度設計がなされてきた。「退院の意欲の薄い患者さん」「病院に本人をずっと入院させていたい家族」「なるべく手をかけたくない私たち病院」の馴れ合いの三角形が成立するように、システムが構築されていたのである。長期入院患者さんの退院を支援する側にとっては、天敵のような制度設計である。

長期入院は安上がり

マル障だけにとどまらない。そもそも精神科慢性期病棟に長期入院している患者さんの費用は、退院して施設やアパートで生活するのにかかる費用よりも安い。グループホームなどに入居する際に、住居費用の公的な支援もあるが、二年間などという期限付きに過ぎない場合が大半である。高齢者施設に入居するのにも、金銭的な余裕があるかどうかで、どんなところに退院できるかが決まる。残念ながら、お金次第という面があるのだ。いずれにせよ、地域生活に移行するためには経済的なハードルを超えなければならない。加えて、金銭的なこと以外にも、たくさんの障壁がある。入院生活を続けるなら、その心配は要らない。少なくとも経済的にはラクである。制度的にそのように設計されているのである。

収入源としての長期入院者

病院にとって、入院患者を長く抱えることは収入源として当てにできる。逆に、長期入院患者さんを退院させればさせるほど収入が減ることになる。長期入院患者さんを一定人数退院させるなど、条件を満たせば診療報酬に加算がつくインセンティブ（奨励）制度も存在する。だが、実現するには相当の労力を強いられる。費用対効果を考え合わせるとどうなのだろう。現状のインセンティブ制度の利用は割りに合うものなのかどうか。だから反対に、経営的なことを問題にせずに、長期入院者を退院させていいと言ってくれる病院経営者は、誠実な医療者であると断言したい。

望まれる制度改革

その他、退院を阻む要因はいくつか存在するが、少なくとも、制度上の過度な優遇措置は、段階的に縮小の方向に持っていってもらいたい。あるいは、退院して社会復帰する方《ほう》が有利なように、制度設計を見直してもらえないだろうか。特に、急性期医療を過ぎた、四カ月から一年までの患者さんを退院させると、診療報酬の加算が付くようインセンティブを設けるのも一案であろう。また、人員配置を、退院支援に実績がある病棟に有利なように、制度を再考してもらえないだろうか（コラム〈4〉）。そして障害年金の利用に関する報告義務と罰則規定を設け、ならびに成年後見制度の悪用防止の措置を、早急に施してもらうよう訴えたい。

コラム〈4〉

看護は人手が足りない

退院支援病棟の看護スタッフは、皆おしなべて優秀である。積極的に同伴外出を試み、通院同行をし、退院前訪問を行《おこな》う。患者さんの退院に関係したカンファレンスには誰かが必ず参加し、回診や診察には同席してくれる。勤務日と合えば、週に一度の病棟カンファレンスに出席し、積極的に発言したり、提案したりしてくれる。病棟グループワークを作業療法士と一緒に開いて、患者さんの意欲を高めたり、スキルアップを図ったりするのを担当してくれる。受け持ち患者さんの回復と病状改善のために、仲間と話し合い、主治医に的を射た提案をしてくれる。失敗や欠けの原因探しをせず、黙々と補い、再発防止に務める。優秀である。以上のことに時間と労力を割いてくれるのは、ルーチンワークをキチンとこなした上での話であるから、まさに脱帽である。

ただ、圧倒的な人手不足に悩まされている。仕事量に比べると、人員不足は明らかである。制度上の問題があり、病院として勝手に人員配置できないのだ。実績を積んでいる病院には、インセンティブの意味を込めて、特例を認める形で、手厚く人員配置ができるよう、制度設計をしてもらえないだろうか。

不条理なほどに重い病状

社会的入院とは簡単に断定できないほど、病気が著しく重い患者さんがいる。薬物療法の効果があまり芳しくない難治《なんち》の統合失調症、双極性障害などの方たちがいる。不条理なほどに重い病状を抱えるに至った患者さんたちである。また、生活歴を見ると、適切な発達が非常に難しい環境であったことが容易に想像できる人たちもいる。メンタルヘルスの課題が世代を超えて連鎖し、重くのしかかっている。誰もが悲観的になってしまうほどの圧倒的な現実がある。最大の努力を続けながら、それでも現状では退院できなかったり、回復が望めなかったりする事情が、確かに存在しているのだ。病気という目に見えない「敵」は実に手強い。

第4章　自立とは何か？

リカバリーについて

最近、リカバリーという言葉が使われている。「精神障害のある人が、それぞれ、自分が求める生き方を主体的に追求すること」と定義されている。病気が完全に治る「回復」や寛解状態を保つ「回復」というより、「病状が残っていても、夢や希望を持って主体的に生きる」ことを指し、あえて邦訳せずに「リカバリー」と呼ぶ。

退院と自立はリカバリーの基盤である

長期入院患者さんのリカバリーを考える。その大前提は、最低でも退院することだ。その退院のプロセスを通して目標にするのが「自立」である。退院後の生活で目指すのも「自立」である。リカバリーの中核をなすのは「主体的に」で、「病状が残っていても、夢や希望を持って『自立』して生きる」と言い換えることができよう。この章では「自立」について考える。

支援を受けつつ自立する

患者さんが目指すのは「自立」であり、患者さんの自立が私たち支援者の目標や願いではあるけれど、当然、健常者の自立とは違う。病気を抱え、他から支援や経済的な支援を受けつつ地域で生活するという「自立」である。自立生活が可能なように、家族や支援者が患者さんを支えていくのである（参照：コラム〈5〉）。経済的自立、生活の自立、心理的自立の順に概説していく。

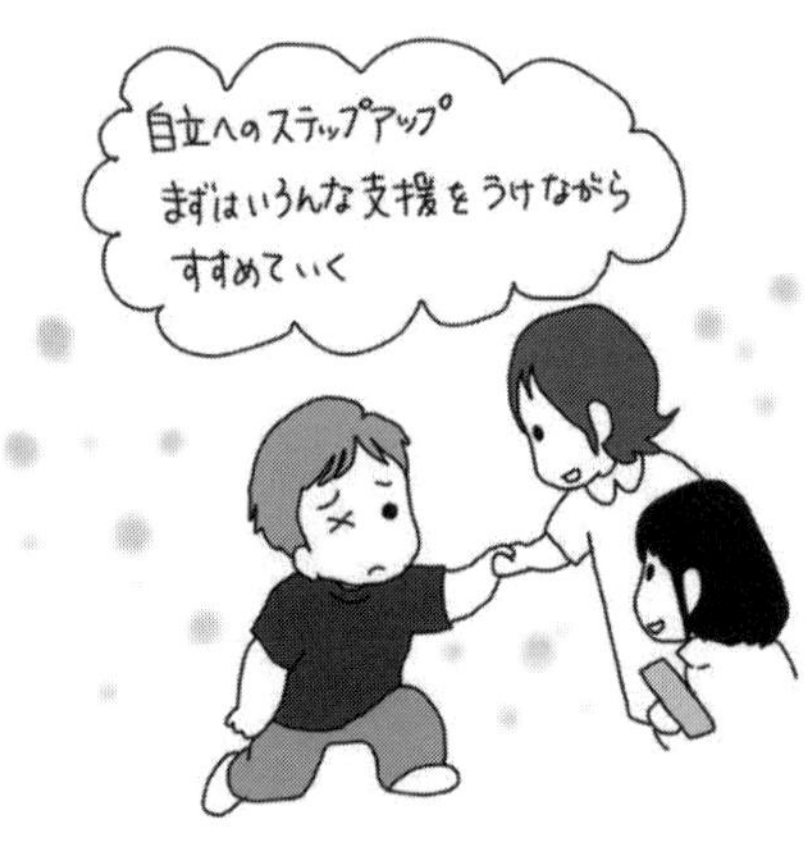
自立へのステップアップ
まずはいろんな支援をうけながら
すすめていく

コラム〈5〉 一人でいられることと人に頼れること

生まれながらに自立している人はいない。長く家族の助けを受けて生活してきた。無償の支援を当たり前のように受けて生活する若者にとって、自立に向けて歩み出すことには、相当な意志と努力が必要となる。自己が順調に成長している場合には、学びのために親元から離れるとか、就職のために寮生活に移るなどは、自立の当然のステップである。だが、病気によって自己の成長が妨げられている患者さんの場合は、必要な意志と努力は並大抵ではなく、手厚い支援が必要とされる。

一〇代後半から二〇代前半で発症した患者さんの場合、家族が本人の順調な回復を願って支援を続けることが多い。しかし、度重なる怠薬や通院自己中断、入退院を繰り返すうちに、だんだんと本人の自立にチャレンジする機会と意欲が失われていく。ある時の入院が境となって家族がもう支援できないと決断し、家族と同居しつつ自立する道が閉ざされることになり、長期入院となってしまう。この時に、あらためて本人の自立を助けてくれるのが、退院支援のスタッフ、地域移行支援、地域定着支援で手伝ってくれる支援者の皆さんである。

患者さんの自立へのチャレンジで最も大切なことの一つは、環境への適応である。まず一人でいられるかどうかがポイントとなる。家庭では家族が、病院では多くの病棟スタッフに見守られていた。他方、退院した後は、不安や心配を一人で抱えながら毎日を過ごす必要がある。人によっては「一人でいられること」が苦もなくできる。ただ、それがなかなかできない方もいる。周囲の音が気になったり、自分の安全が損なわれていると感じたりして不安になる。自分が不安であることを、次々と相談せずにはいられない人もいる。

誰かに頼る場合、適切に相談をできるタイプの方と、なかなか苦手な患者さん、過剰に相談してしまう人がいる。適切なタイミングで、適切な相手に、適切な内容を相談できるようになることは、それほど簡単なことではない。支援者の皆さんがいちばん心を砕いてくれていることではないだろうか。

経済的自立：公的支援を受けつつ親から経済的に自立する

第一に経済的な自立である。長期入院者の退院を考える時、家族の支えがある人でも、家族の支えがもう失われた人でも、何らかの公的支援を受けつつ、経済的に自立することが求められる。親の援助や蓄えはやがてなくなるし親は年老いる。順番なのでやむを得ない。兄弟姉妹の支援も当てにできない。むしろ、障害年金、生活保護、その組み合わせなり、必要に応じた公的支援をまず受けて、生活の基盤になる住まい、食事、光熱費、通信費など必要経費を確保する。その上に、作業所で工賃として稼いだ分を加えて、自分の小遣いの足しとなるお金を工面していく必要がある。

生活の自立：自分のことは自分でする

第二に生活の自立である。支援を受けつつではあるが、患者さんはある程度、「自分のことは自分でする」よう求められる。親であっても、親以外の家族であっても、かかわってくれる病院や福祉関係の支援者に対してでも、必要以上の依存は本人の回復にとって望ましくない。いや、必要以上の依存と支援は害となる可能性もある。本章ではまず、支援を受けながら「生活の自立」を果たすことのできた患者さんを紹介する。

【症例3】

暴言を吐かない約束

Cさん　五〇代　女性　統合失調症

　Cさんは他院も含め、数カ月から数年の入院を何度も繰り返した。当院には三〇代で入院。幻聴や妄想が著しく、無断離院も多かった。多飲多食で、体重が一一〇キロを超えたこともあった。家族に対する暴言がひどく、「てめえなんか親でも何でもない！」と面会に来た母親を面罵することもあった。私たちには、本人がどうやって退院できるのかまったく想像できなかった。家族も退院には絶対反対だった。手がかりが見出せない中、病棟スタッフの毎日のかかわりと本人の努力の成果で、体重がなんと六〇キロ台に減ってきていた。私たちはそこに注目することにした。適切に集中できれば本人には変化する力がある。本人が変化すれば家族の印象も変わる。退院に反対しなくなると期待することにしたのだ。そこで本人には、「親に暴言を吐くことなく、優しい言葉をかける」ことを約束してもらった。私たちは、Cさんがその約束を実行できるよう、強く励ましながら支えたのである。

　私たちには心配もあった。かつて、親に暴言を吐く場面を目撃したスタッフから、Cさんがそう易々と変わるとは思えないとの声も上がっていた。回診の場面でも、彼女はいつも細かいことをたくさん伝えてきて、肝心の話に辿り着くことがなかった。私たちも小さい頃からの病歴などを語る彼女の言葉を傾聴することに終始していた。そんな彼女に何かを約束するよう促しても、心に留め続けて約束を守ってくれるだろうか？　ましてや、親が面会に来た時に、親の何気ないひと言に反応し激昂して以前と同じことを繰り返さないだろうか？　心配は尽きなかった。そこで、病棟回診では毎回、毎回、同じ話を繰り返した。半年経っても、一年経っても「親に暴言を吐かずに、優しい言葉をかける」ことだけを話題にし、約束を繰り返し口にしてもらった。担当看護師はもちろん、部屋持ちの看護スタッフにも、同じ働きかけをするように統一した。あらかじめ親の面会がわかったら、看護スタッフが同席するようにしてその予習をした。面会を終えた後で振り返りも行《おこな》い、看護スタッフの同席がなくても大丈夫と思える時までそれを繰り返した。病棟回診でも、必ず親との面会での様子を訊いて、約束が守れたことを称賛した。一度に二つのことを強調するのは難しいと考え、「体重に関してはおとがめなし」という方針を立て、親に優しく接する約束に集中した。

　二年ほど経過した。体重は増加傾向を示したものの、おおかたの心配を他所《よそ》に、肝心の約束は守られた。なんと、約束に取り組んでから一度たりとも、親にきつい言葉かけをすることがなかった。面会で、母親とは穏やかで心の通った話ができるようになり、母

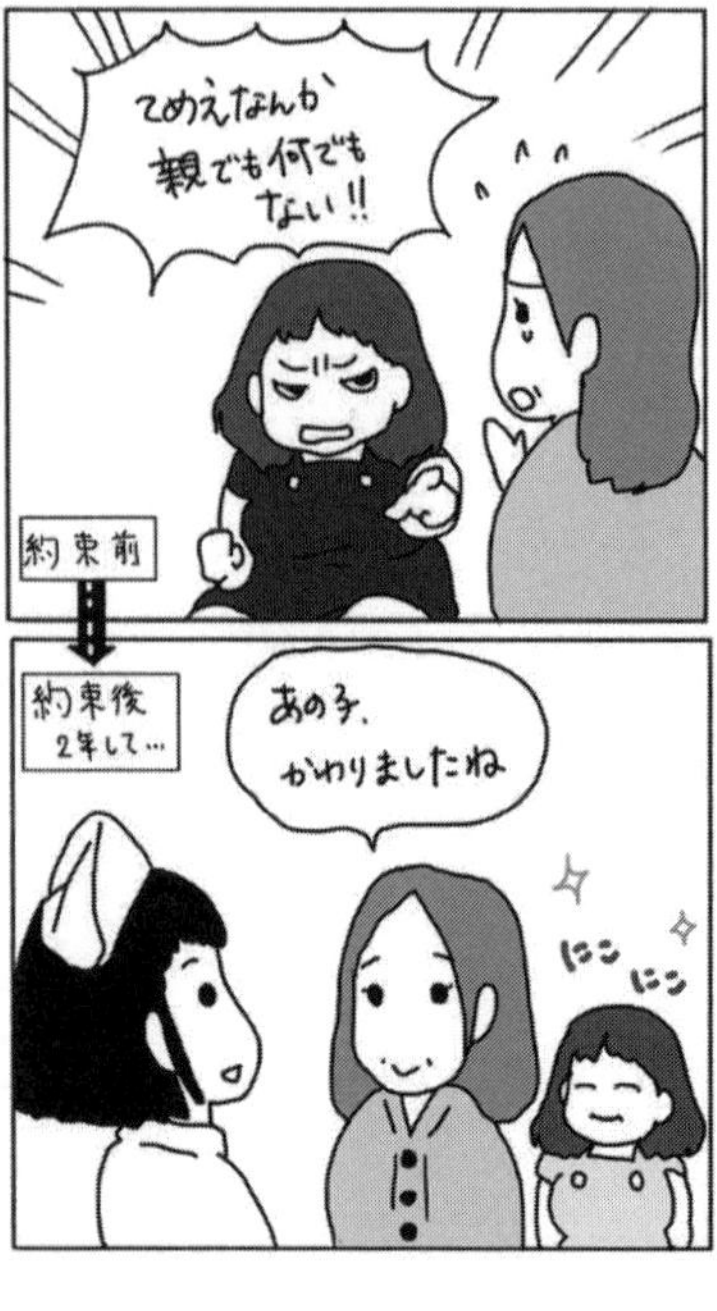
てめえなんか
親でも何でも
ない!!
約束前
約束後
2年して…
あの子、
かわりましたね
にこ
にこ

親も本人が変わったことを認め、予想通り本人の退院について理解を示し始めてくれた。さまざまな事情があり自宅退院は難しかったので、私たちは生活訓練施設への退院を提案した。本人と家族の同意を得て施設利用を申し込み、試験利用を重ねた。本人は試験利用の間にも、無断でどこかに行ってしまうことなく、実績を積んで生活訓練施設への退院を実現した。退院後、Cさんには毎週一回の外来に必ず受診してもらった。服薬し忘れもなかった。再入院することなく生活訓練の二年を過ごすことができた。その後、通過型のグループホーム(※)に入居し、ステップアップを実現。グループホームに移った後も、外来通院と作業所への週二回の通所を続け、現在はグループホームも卒業してアパートに移り住み、訪問看護を受け入れて、作業所への週二回の通所と三〜四週間に一回の外来受診を欠かさない生活を送っている。

生活の自立を優先

一〜二年に一度、本人、母親、訪問看護、作業所、病院の支援チームのメンバーなど、支援者が集まり、振り返りを行《おこな》いながら今後の方針を確認する機会を持っている。課題は体重増加の改善であった。血液検査で糖尿病や高脂血症などはないが、集まるたびに問題となった。すると話し合いの中で、ある支援者が言った。Cさんのいいところは自分で買い物も料理もでき、後片付けもちゃんとできること。料理は他の人に振る舞うことができるくらいだし、ご自分でも楽しみにしている。生活は自立している。入院し

※：通過型のグループホームとは、東京都などで独自に採用されている、二年（最長でも三年）でアパート暮らしに移行することを前提に、利用者の皆さんにスキルを積んでもらうスタイルである（第5章に詳述）。

て体重を六〇キロ台に絞り健康な生活を送らせることはできるが、退院して自分のことを自分でやれている方《ほう》がはるかにいいことだと思う、と。二兎を追わなくてもいい。すべての面で満点を取れなくてもいいのである。どちらかを選ぶなら、体重増加の改善よりも、退院して自立した生活を送ることを選んでもらいたい。Cさんは、見事に「生活の自立」という「いい」ものを、自分で選び取ったのだった。

病院全体に与えたインパクト

Cさんの退院が決まった時の記憶は今でも鮮明だ。かつて彼女を担当したベテランの同僚医師や看護師たちが、こぞってCさんの退院を喜び祝福してくれたのである。それほど「タイヘンさ」が知れわたっていた患者さんの退院は、病院全体にインパクトを与えるものだった。

心理的自立：自分のことは自分で決める

自立の第三は心理的な自立である。心理的な自立とは、自分のことを自分で決め、責任を持って生きてゆくことである。ハインツ・コフートという精神分析家は、自己心理学を創設した。その中で、自己が一生の間に絶えず成長することを提唱した。(※)重い精神疾患にかかると、病気によって大きく影響され、患者さんの自己の成長が妨げられる。心の中の「意欲」や「理想」は不安定なままの状態にとどまってしまう。長期入院中の患者さんが退院への「意欲」を持ち、自分のことは自分で決めるという「理想」に近づくことにより、自己の成長が促される。自己の成長のためには、退院を自分で決断することが望まれる。また、退院というプロセスは患者さん自身の自己決定を大いに助ける。心理的な自立にはそういう面が含まれている。

患者さんが親から自立していくことについて

退院の決断とは別の話もある。患者さんであれ一般の方であれ、自分のことを自分で決め、心理的な自立をする典型的なプロセスは親離れである。特に患者さんの場合は、精神症状との絡みもあってわかりやすくはない。次の症例からは、特に親離れという心理的な自立をどう扱うかについて、大切な示唆を受けたので紹介したい。

※：Heinz Kohut（水野信義・笠原嘉監訳　近藤光男・滝川健司・小久保勲共訳）『自己の分析』みすず書房（一九九四）
Heinz Kohut（本城秀次・笠原嘉監訳　本城恵美・山内正美共訳）『自己の修復』みすず書房（一九九五）
Heinz Kohut（本城秀次・笠原嘉監訳　幸順子・緒賀聡・吉井健司・渡邊ちはる共訳）『自己の治癒』みすず書房（一九九五）

【症例4】
家族との固着から抜け出せ

Dさん　四〇代　男性　統合失調症

高校時代に発症したDさんは、最初の入院で薬物治療が開始されて病気が寛解状態となり、穏やかな生活を送れるようになって退院した。その後、怠薬したり自己判断でクスリを選択したり、調子を崩しての再入院を繰り返した。当時、ご自宅から外来通院を続けていたが、三〇代での入院を契機に退院後グループホームに入居することになった。両親はどちらも福祉関係の方で、Dさんともいい距離を保って接していた。グループホーム入居も、本人になるべく自立してもらいたいという両親の明確な意向によるものだった。二年間の練習を経てグループホームを卒業し、アパート生活に移行した。

一人暮らしにはなったが、Dさんの病状が安定した訳ではなかった。何の問題もなく生活できたのではなく、自己判断でクスリを取捨選択して服用するクセが残り、作業所への通所も休みがちだった。両親や兄弟には、自分から何度も電話をしたり手紙を書いたりして「これまで理不尽な扱いを受けていた」と言って困らせていた。そしてある年、アパート近くのお店の看板を壊す不適切な行動を取って入院になり、私が担当医になった。粗暴な行動は以前から時々あり、繰り返すようならアパートを出るという、もともとの約束があっての入院だった。病棟回診の時、Dさんは家族との関係について訴えていた。そうした話を、何度も何度も繰り返し聞いた。そうしているとあたかも、彼と家族とのこれまでの関係が、唯一にして最大の課題であるような気がしてくるものである。Dさんは、この課題を解決しない限り先の展望が開けないと考えていた。そうこうしているうちに入院は長期化していった。

入院当初からの方針として、今回の退院後は、新しいアパートを借りて、一人暮らしを別の場所で再スタートさせようということになっていた。しかし、入院前の不適切な行動の再発をどのようにして防いでいくかという見通しが立っていなかった。つまりDさんの入院目的はまだ達成されていないことになる。そのような理由から、退院の決断に踏み出せずにいた。結果として私たちのチームがたどり着いた方針は次の通りであった。

（1）家族との関係性は、すぐに解決できない大きな課題である。従って、入院中であっても外来に移行して通院するようになってからも、病院として簡単には取り扱えないし取り扱わない。

（2）家族との間の未解決の課題があるからイライラするとか、不適切な行動もやむを得ないとか、作業

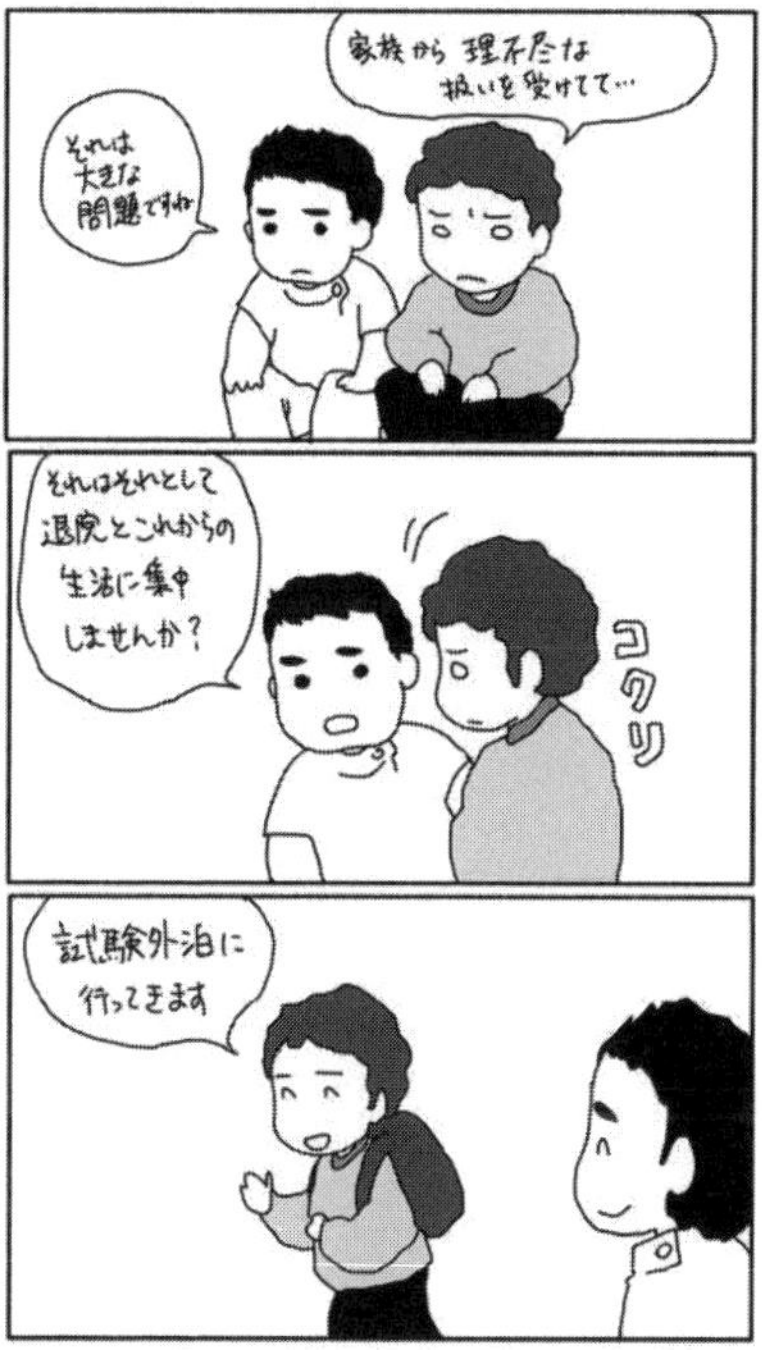
家族から 理不尽な
扱いを受けてて…
それは
大きな
問題ですね
それはそれとして
退院とこれからの
生活に集中
しませんか？
コクリ
試験外泊に
行ってきます

所にいけないなどと、「言い訳を口にしない」ことを約束してもらう。

（3）向精神薬の注射薬（デポ剤）に切り替える。

この三点を家族の同席のもとで本人に提案した。Dさんにも家族にも理解してもらうことができた。病棟回診でも、担当看護師や部屋持ち看護師との会話でも、家族との関係については、徹底して「それはさておき」として、これからの生活に注意を向けることにした。その対応はスタッフ間で統一した。起き上がり小法師のように、Dさんは何度も何度も家族との話に戻ろうとした。その都度、意識的に修正を入れ、こちらも折れずに何度も「それはさておき」と繰り返した。すると、時間はかかったが、家族との関係に固着して自分の現実の生活に集中できない状態から、少しずつ脱出し始めた。Dさんの自立を妨げる要素を排し、話題は現実に沿った内容が中心となってきた。結局、始めは私たちが本人の言い分を聞きすぎてしまったのだろう。傾聴を重視したために、かえって家族との関係に固着するのを助長させ、Dさんの心理的な自立を妨げていたのだ。

やがて入院目的を達成できたと皆が実感して、今後の方向性を再確認し、共有できたため、新しいアパートを探して退院の準備を進めた。退院の日を迎えた後は、再入院することなく安定して地域生活が送れている。家族との関係を理由に、調子が悪いことを大目に見てもらおうという姿勢は姿を消した。作業所も休まずに通所できるようになった。不適切な行動も見られていない。入院目的を達成して退院できたことは、本人の自信につながる。自分の人生は家族との関係に左右されず、自分で決めていくものである。さらに自立の階段を一段のぼり、自己の成長に結び付けてもらいたいと思う。

精神症状は切り分けて扱う

私たちは、Dさんと家族との関係を課題として取り扱ったのではない。逆に、心理的自立を促すために、取り扱わないことにした。親や兄弟との関係からくるつらさと、彼の精神症状や生活上の身の回りの課題を切り分けて扱おうと提案したのである。一見して、この切り分けは私たちが仕事を放棄したと思われるかもしれないが、時間のかかる大きな課題と、現在直面している喫緊の課題は、分けて取り扱った方《ほう》がいいとの判断だった。家族との固着から抜け出す方法の一つと考え、意識して切り分けるようにしたことで、結果的にDさんはアドバイスを聞き入れ、いい状態を保てるようになった。

入院目的の見直し

当初Dさんは、社会生活の中で失敗し、その結果として入院した。だが入院生活を続けていく中で、病棟内での意識的なかかわりから課題が浮き彫りとなり、今回の入院のゴールを明確にすることができた。入院期間は長期になったが、「良い入院」に切り替えられたのである。すべての再入院が望ましくない「悪い入院」というわけではない（参照：コラム〈6〉）。本人の治療に役立つことで、入院を通してでなければ達成できないゴールであるなら、その入院は「良い入院」である。近くのお店の看板を壊すことで入院になったため、悪い入院と勘違いしそうであるが、Dさんは今回の入院を通して家族との関係に固着することから脱出し、両親や家族から心理的に自立するための貴重な足掛かりを作った。それを機に「良い入院」に切り換えられたのである。

コラム〈6〉

良い入院と悪い入院

長期入院の患者さんを退院に導く時に、「再入院しない」は一つの合言葉になる。調子がいいと考えても服薬は継続しよう、再入院しないために。通院は予約通りに続けよう、再入院しないために。日中通所先には行こう、再入院しないために。訪問看護を受け入れ続けよう、再入院しないために。

「再入院しない」という合言葉には一定の効果がある。ただし、すべての再入院が望ましくない「悪い入院」というわけではない。どんなに健康な人でも、入院することはある。退院後であっても、本当に必要な場合には、入院での治療が推奨される。本人の治療、回復、自立に役立つことで、入院を通してでなければ達成できないゴールがあるのは明白だ。通院中断や怠薬は論外であるが、漫然と通院を続けているだけでは現状を打破できないこともある。そんな時に決断する入院は、「悪い入院」とは言えない。むしろ「良い入院」なのである。

そもそも、入院治療には明確なゴール設定が必要である。明確なゴールは、医療者側のしっかりした意志なくして設定できない。なんとなく調子が悪いので、なんとなく入院してもらうのでは、何のために入院しているのか、本人も医療者もいつの間にかわからなくなる。ゴール設定が曖昧になると、惰性的な社会的入院となるリスクが高まる。それは「悪い入院」の典型だろう。

本人の治療、回復、自立に役立つ、いま重要なことは何か？　それを一つに絞って強く意識し、目標《ゴール》を明確に立て、期限を決め、入院という形でその目標を達成する。こうした「良い入院」が望まれる。

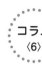

支援の受け入れとステップアップ

患者さんは支援を受ける権利があり、支援を受けながら自立することが望まれている。親や支援者の助けを過度に頼りすぎることは良くないが、いきなり棒高跳びをしたり、エベレストに登ろうとしたりすべきではない。アドバイスを受けつつ、自立に向けて少しずつのステップアップが大切なのである。

第5章　社会復帰の道筋とは？

家族の受け入れが難しいケース

大雑把に言うと、以前我が国では、精神症状の重い患者さんは家族が養うか、入院して社会と隔絶した暮らしをさせるかの二択だった。家族の受け入れが難しいケースでは、やむなく「一生おあずかりします」と言って入院させる場合もあったと聞く。たいへん残念なことである。しかし、精神衛生と福祉の観点から政策が大きく見直され、患者さんを家族以外の方たちで支えて社会復帰を手助けする道筋が整い始めた。

グループホーム

精神疾患の患者さんが地域で暮らす時に必要になるのが、住むところと日中過ごすところである。まず住むところとしてはグループホーム（ＧＨ）があげられる。東京都の場合ＧＨは通過型と滞在型に分けられる。通過型ＧＨは通常二年（最長三年）後のアパート暮らし移行が前提である。滞在型ＧＨではアパート暮らしへの移行は考える必要がなく、条件が整えばずっと居られて、支援を受けながら地域生活を送ることができる。通過型ＧＨを二年経た後、アパート暮らし移行が困難と判断された場合は滞在型ＧＨに移る場合もある。年齢を考慮して高齢者施設に移ることもある。

生活訓練施設

生活訓練施設というリハビリ施設もある。ＧＨに入るまでの回復には至っていないが、その前段階で生活スキルの獲得を目指す患者さん向けである。二年間で卒業してその後ＧＨに入るか、一気にアパート生活にステップアップすることを目指す。私たちの病棟からも、難しい患者さんが何人も生活訓練施設でお世話になり、次のステップに移ることができるよう回復を手助けしてもらった。

支援を入れて一人暮らし

ＧＨとのマッチングがうまくいかず、どこのＧＨや生活訓練施設でも受け入れが難しいと言われる患者さんもいる。残念ながら、病院で生活を続ける必要がなくても、地域での支援が難しい患者さんもいる。年齢が若い場合には、もちろん高齢者施設にはいけない。地域での支援が難しい場合、病院に通院できる範囲内で住居を設定し、本人に必要な支援をたくさん入れて、アパート暮らしに移行してもらう場合もある。いわば特別扱いである。どの程度、患者さんを特別に抱えられるかは、病院の持っている総合力にかかっている。

日中の通所先

次に精神疾患を抱えている患者さんが日中に過ごす場所である。まず、病院が作業療法科、デイケア科（ＤＣ）という部署を持っていて、そこでリハビリテーションを担当する。病院内の作業療法やＤＣは、通常、プログラム内容が充実している。他には、病院外に就労支援を目的とした作業所や生活訓練の通所施設がある。作業所には就労継続支援Ａ型とＢ型の二通りがあり、作業を見守られながら行《おこな》い、工賃が支払われる仕組みである。Ａ型は一般就労や一般企業での障害者雇用を目指すための場所で、Ｂ型はその前の段階として、短時間の作業をしながらリハビリに励む。対して、生活訓練のための日中通所先は、作業所に通うほどの回復にはまだ至っていない患者さん向けである。本人の生活スキルを向上させるために必要なプログラムが用意されている。以上のように、患者さんがより回復に向けた取り組みをする道は、病院内外で開かれている。

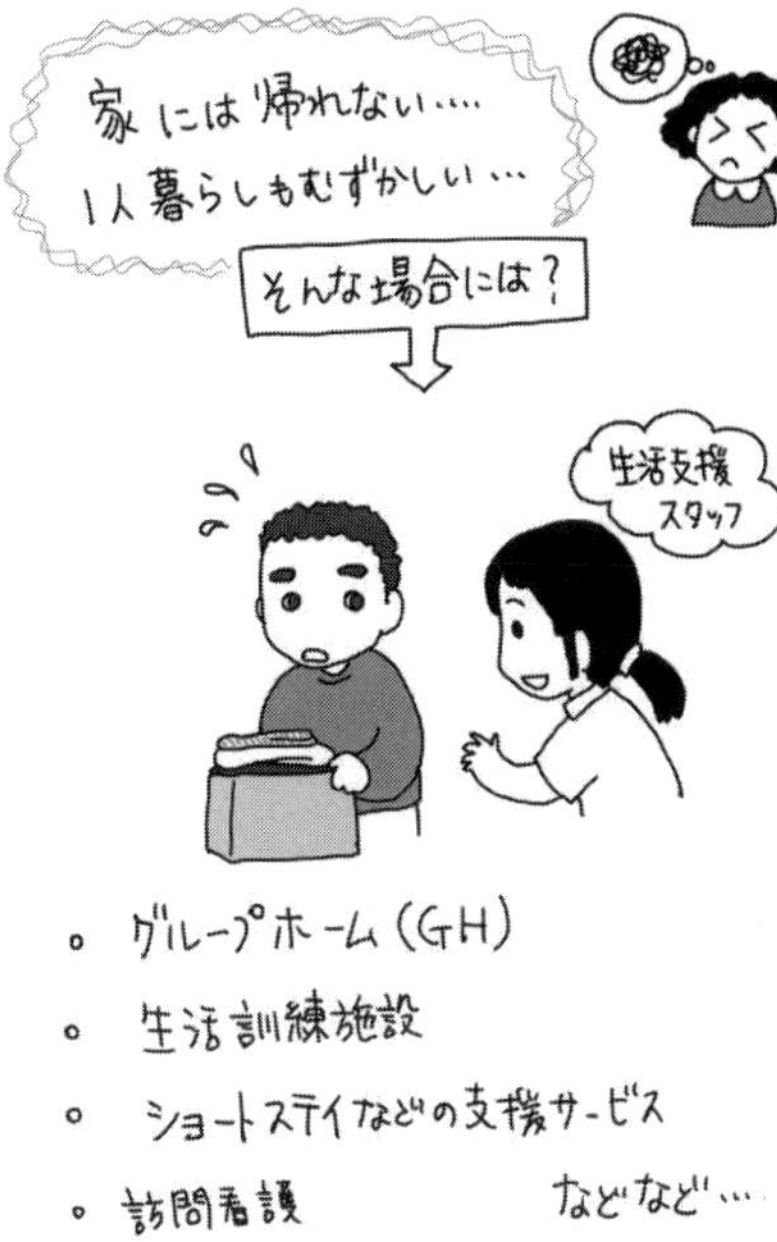
家には帰れない….
1人暮らしもむずかしい…
そんな場合には？
生活支援スタッフ
・グループホーム（GH）
・生活訓練施設
・ショートステイなどの支援サービス
・訪問看護
などなど…

社会復帰の道をまっしぐら

本章にまさにふさわしい症例を紹介する。当院に入院し、しばらくして退院を勝ち取ったこの方は、通過型のGHに入居。二年経たずにアパート暮らしに移行。B型就労支援の作業所通所から、A型作業所に移り、障害者枠の就労にステップアップした。支援者の皆さんに支えられて、順調に社会復帰を果たしたのである。ただそこに至るまでには、本人が乗り越えるべきハードルがあった。

【症例5】
自宅放棄の決断

Eさん　四〇代　男性　統合失調症

Eさんは、奇妙な言動が目立って二〇代で統合失調症を発症。通院を始めたものの、服薬は滞りがちだった。両親によって生活は支えられていたが、父、母と相次いで他界。ポスティングの仕事などをしながら一人で暮らすようになり、通院も服薬も中断した。古くなった電気製品や家具が庭に出されたまま放置されていた。服装も奇妙で、時々家の中から、大きな物音と奇声が聞こえるなど、近隣からは変わった家に住んでいる変わった人として有名だった。通りがかりの小中学生たちに「整理して庭に置いてあるモノ」がいたずらされることもあった。何度も繰り返されるので庭に出て注意をすると、逆にからかわれるようになってしまった。ある日、業《ごう》を煮やしたEさんは、庭木の剪定《せんてい》に使う大きなハサミを持ち出して、いたずらをやめるよう悪ガキグループを威嚇した。それが元で警察に通報されてしまい、他害行為の恐れがあると見なされて当院に入院となった。

病棟では、精神内界の体験などについて語ることはなかった。自宅訪問すると、バットなどで叩かれて凹んだところが至る所で目についた。時々聞こえた大きな物音や奇声は、幻聴や妄想と戦った時のものと想像できた。薬物療法を開始して落ち着いてきたが、病棟内でも時おり大きな声を出し、シャドウボクシングをしている姿が見られた。病棟側の評価は、病棟内でも繰り返される奇妙な行動がなくならない限り、退院は難しいのではないかというものだった。対して病棟主治医は、いちばんの課題は別にあると思っていた。本人は、医療者側と協力しながら自分の病気と向き合う経験をしたことがなかった。入院生活の中で、支援者側と良好な関係を築くことがいちばんの課題であり、焦点を当てるべきところは、Eさんと私たちで共同作業ができるかどうかであると考えていた。

キーパーソンは兄だった。病院に来てもらい、今後のことを話し合った。本人の希望は、自分名義の自宅に戻ることだった。自分が引き継いだ家であり、そこに戻る権利が自分にはあると言う。至極もっともな主張であった。兄はご近所からの評判を考え、本人が自宅に戻ることに反対した。名義は本人であったが、固定資産税は兄が支払っていた。兄は片付けを進め、将来は更地にして売却したいと考えていた。病棟側からは、Eさんが一人暮らしの練習ができるように、まずはグループホームに入るのはどうか、支援者の助けを得ながら生活を構築し直すのが最善ではないかと伝えた。折り合いがつかないまま、次の話し合いの日時を決めて第一回目は終了。話し合いは、二〜三カ月に一度の間隔で、何回か繰り返された。ある時、将来的な一人暮らしを保証したところ本人は自宅放棄をようやく決断。手続き関係は兄が担当。NPO法人の方にも手伝ってもらって病院から地域への移行を進めることにし、怠薬しないよう二週間に一度は通院して精神科薬を筋肉注射する治療法を選んだ。

自宅放棄の決断ができてからはスムーズだった。丁寧に時間はかけたが、NPO法人スタッフと外出し、グループホームを見学して申し込んだ。その後は、本人の生活能力を評価しながら必要な物を揃えた。スタッフからいちばんの課題と見られていた奇妙な行動は姿を消し、病棟ではたいへん穏やかで、他の患者さんたちと将棋を指すなど、明らかな問題もなく生活できるようになっていった。薬物療法だけでは消せなかった奇妙な行動が、見事に消えていった。一番焦点を当てるべきだと考えていた、Eさんと私たち医療者との共同作業、福祉関係者であるNPO法人スタッフとの二人三脚は問題なくスムーズに進んだ。無事に退院の日を迎え、その後も通院と作業所への通所を継続した。院外の支援者と定期的な話し合いを続け、既述の通り二年経たずにグループホームを卒業。アパート生活に移行した。作業所は就労継続支援B型から就労継続支援A型に移り、やがて見事に障害者枠での就労に至った。自宅放

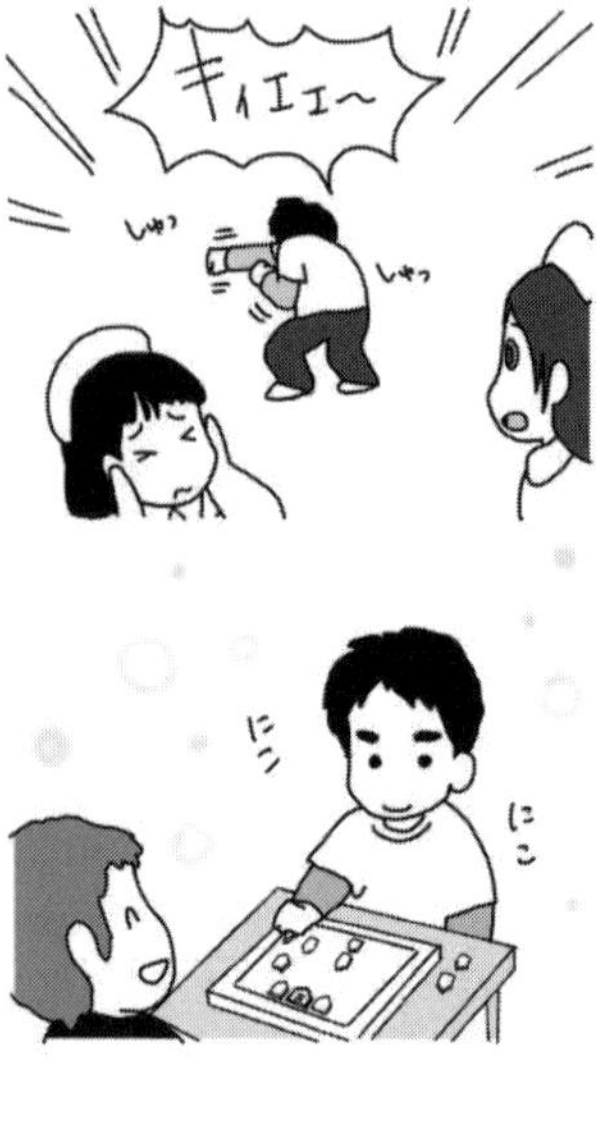

棄が決断でき、医療者や支援者との協力態勢が整ってからは、ステップアップへまっしぐらとなったのである。

医療者側との共同作業の経験

私たちが特に重視しているのは、患者さんが単独で病気と向き合い続けるより、医療者側と協力し、時に相談し、時に助けを得ながら、社会復帰を果たして、再入院せずに過ごせるようになることである（参照：第11章）。医療者側と共同作業をする経験は、外来よりも入院という関係性が密になる環境で実現しやすい。Eさんは退院という目標に向けて、医療者や福祉関係者との共同作業を経験することができた。退院後も、就労という目標に向けて、支援者との共同作業を継続できた。本人が自立を果たした後で、何かの危機を迎えた時や必要が生じた時に、今回の大切な経験がきっと役に立つはずだと信じている。

自宅以外で時間を過ごす習慣をつけることの重要性

患者さんは入院中、作業療法に出向くことを拒むことがある。聞いてみると「やることがない」「もう何回もやった」「退院してから役に立つとは思えない」という理由が多い。退院後もDCや作業所に通うことを拒む人がいる。同じ理由である。なるほどと思ったりする。だが私たちは大きな勘違いをしている。何をするかではなく、ベッドを離れ、どこかに出かけて一定時間を過ごすことに大切な意味があるのだ。何か目的をもって出かける習慣を身につけることが回復に重要なのである。そもそも人が幸せを感じられる四つの要素のうち、三つは労働を通して得られる（参照：コラム〈7〉）。患者さんはただお世話をしてもらい、支援を受けて暮らし続けても、充実した毎日は過ごせない。幸せを感じる生活は送れない。幸福な人生を実感するチャンスである労働は、ベッドを離れ、どこかに出かけて一定時間過ごす習慣が基盤になっているのである。その基盤は、作業療法、DC、病院外の生活訓練や就労支援の日中通所先への通所継続によって作られる。病状の重さによって、毎日通える人から、週に一日か二日通所するのがやっとの患者さんまでいろいろである。自分にあった練習を、作業療法で積み重ねてもらいたいと思う。

コラム〈7〉 人生の四つの喜び

チョークの生産で国内シェアナンバーワンの日本理化学工業という会社がある。大山泰弘会長という方が、人生における喜びは次の四つによって得られると言っている。

① 誰かに愛されること
② 誰かに頼りにされること
③ 誰かに必要とされること
④ 誰か人の役に立っていること

この四つを通して人生の喜びが味わえる。①以外の②③④は、仕事を通して実感できる、と。

大山さんの会社は社員の七〇パーセントが知的障害の方だ。施設でお世話してもらうだけでは得られない②③④を仕事によって味わって欲しいと、四つの言葉が刻まれた記念碑を会社の敷地内に建てているそうだ。重い精神科疾患を抱えている方は、軽い知的障害の方とは違って、毎日仕事に出ることは厳しい。せめて週に一日か二日から始めるので構わない。「何のために生きているのかわからない」と言う疑問と向き合うためにも、作業療法や仕事はとても大切なものなのである。

病院外の支援者のありがたさ

病院外の支援者の皆さんのおかげで、私たちの退院支援が進められる。もしも福祉、リハビリに携わる皆さんの助けがなければ、退院という精神療法は一ミリも捗《はかど》らず、未完成のまま頓挫してしまうかもしれない（参照：コラム〈8〉、コラム〈9〉八五～八七ページ）。次に、病院外の支援者の方との邂逅《かいこう》、再会がカギとなった症例を紹介する。今ではＧＨからアパート生活に、病院の作業療法から就労継続支援Ｂ型の作業所通所にステップアップし、生き生きと生活を楽しんでいる方である。

【症例6】
支援者との再会

Fさん　五〇代　男性　統合失調症

Fさんは二〇代で発症し、家族への暴力で最初の入院となった。治療が始まり、退院はグループホームだった。二年後にアパート暮らしに移行して、しばらくは外来通院を続けた。ところがアパート自室で失火。寝タバコによるものだった。幸いボヤ程度で済んだが本人は遁走。家族が後始末をした。通院も中断し、服薬もしなくなった。本人から家族への連絡はなかった。そんなある日、警察から電話があった。本人が見つかったのだ。母親が迎えにいって自宅に引き取った。失火、遁走、通院中断などについて、本人は家族にほとんど語らなかった。小遣いをもらい、実家で無為に過ごし、タバコ代が嵩《かさ》んでいった。母親は計画的に小遣いを渡していたのだが、本人の言い分は違った。「金を持っているのに、小遣いの金額をあげてくれない」と母親に腹を立てるようになった。本人の話では、ちょっと小突いただけで警察が駆けつけた。その後、警察は帰り、Fさんは母親や姉と話をした。

「どっちの言い分が正しいか、参考意見を聞いてみよう」

と、以前通院していた病院にいくことを強く説得され、家族同伴で当院を臨時受診。そして二回目の入院となった。

Fさんは幻聴、妄想など、典型的な陽性症状はなかった。精神運動興奮状態で暴れたのでもない。支離滅裂でもなく普通に話せた。本人は病気ではないと主張していた。だが、自立した生活を送る社会認知機能が著しく障害され、意欲なく、根気なく、仕事も続けられず、無為で自閉的な生活を送らざるを得ない状態であった。病識はなかった。寝タバコによる失火の経歴からすると、受け入れてくれるグループホームはないのでは？　アパート設定をしても、警戒され、契約に至らないのでは？　とさまざまな問題が提起され、見通しは立たなかった。いったい治療方針をどこに定めたらいいのか悩み、本人も警戒心や拒否感が強くてなかなか心を開いてくれず、診察の中で話をしてもいつも平行線だった。家族の本心は退院させてくれるなというもので、また同じようなことが起こって家族が尻拭いをさせられるのではという警戒心が強かった。他方、本人には違う側面もあった。病棟内では始終穏やかで、他患者からケンカを売られるようなことがあってもサラリと受け流し、ルールを守って病棟生活が送れていた。暴力は、お金を無心して思い通りにならない時に限られていて、対象も家族に対してだけであった。


「病院は治療の場であって生活の場ではない」

「病院にいると自分でできることがどんどん失われる」

「地域に戻っていただくのが本人のため」

と、私たちは家族を何とか説得し、退院準備を進める同意を取り付けた。


そして、グループホームの見学を始めた。するとなんと天からのプレゼントではないかと思えるような出会い（再会）があった。最初に見学へいったところに、Ｆさんを知っている方がいたのだ。見学したグループホームのＮＰＯ法人には、Ｆさんの一度目の退院にかかわって、その後何年も支援をしていたことのあるハセさん（仮名）が所属していたのである。Ｆさんの性格を、

「人なつっこい」

「みんなから好かれる」

と評し、何年も安定して外来通院を続けたと証言してくれた。寝タバコによる失火については、

「うちのグループホームでは、タバコを決まったところで喫《す》ってもらうので大丈夫ですよ」

と言ってくれた。ハセさんが加わるようになって本人の警戒心も薄らいだ。病気に関する説明も、以前より素直に受け入れてくれるようになった。グループホーム入居の申し込みをし、日中試験利用を開始し、試験外泊も行《おこな》った。大勢の人に囲まれて、多勢に無勢の状況で話をするのは苦手だったFさんであるが、話し合いではいつも退院したら別の病院に移る希望を持ち出していた。そのたびごとに支援者から、以前のように長く、同じ病院に通い続けることの大切さ、今度は再入院しないことが重要であることを諭されていた。私も同様の説明をし、枠組みをある程度維持することを最優先させた。本人のいいところは、なんだかんだ言っても、私たちの説明を受け入れてくれることだった。時間はかかったが、姉にも同席してもらい、最終のカンファレンスを開き、今後の方針を確認して退院日を決めた。本人は、今回二回目の入院も周囲の人に恵まれて退院を勝ち取ることができ、グループホームに入居した。

それから半年くらい経った頃、一度、グループホームの責任者に無断で住み込みの就労を始め、グループホームを無断退去してしまった。私たちはハセさんと緊急の打ち合わせをした。事態をあまり大げさに捉えることなく、部屋はそのままにして様子を見る方針とした。すると一週間もしないうちに、Fさんはそこをクビになって、グループホームに戻ってきた。仕事が思うようにいかなかったのである。本人は自分の見通しが甘かったと、身に染みたようだった。支援者のアドバイスを受けた方《ほう》がいいと実感した

のだろう。それからというもの、外来でも徐々に心を開いてくれて、私にも「人なつっこい」面を見せてくれるようになり、雑談ができるようになっていった。作業所にも定期的に通い始めた。こうして紆余曲折はあったものの、通過型のグループホームを卒業し、アパート生活に移行することができた。他の患者さんたちとも仲が良く、自宅に招いたり招かれたりして交流を続けた。何の問題行動もなく本人のペースで自立が進み、かつて寝タバコで失火の原因となった喫煙問題も解決。なんと禁煙も達成した。正直、これは予想を超えていた。私は彼の禁煙は絶対にムリと考えていたからだ。素晴らしい変化である。外来診察の場面で雑談ができるようになったことは、本人との関係性の良さを示す一つの証である。Fさんとの雑談は冗談も入っていて楽しい。以前は他の病院に転医する（病院を替える）と盛んに言っていたのが、最近ではついぞ言わなくなった。ハセさんに加わってもらって一緒に行《おこな》った退院支援が、Fさんにとって一つの「精神療法」になったのではないだろうか。

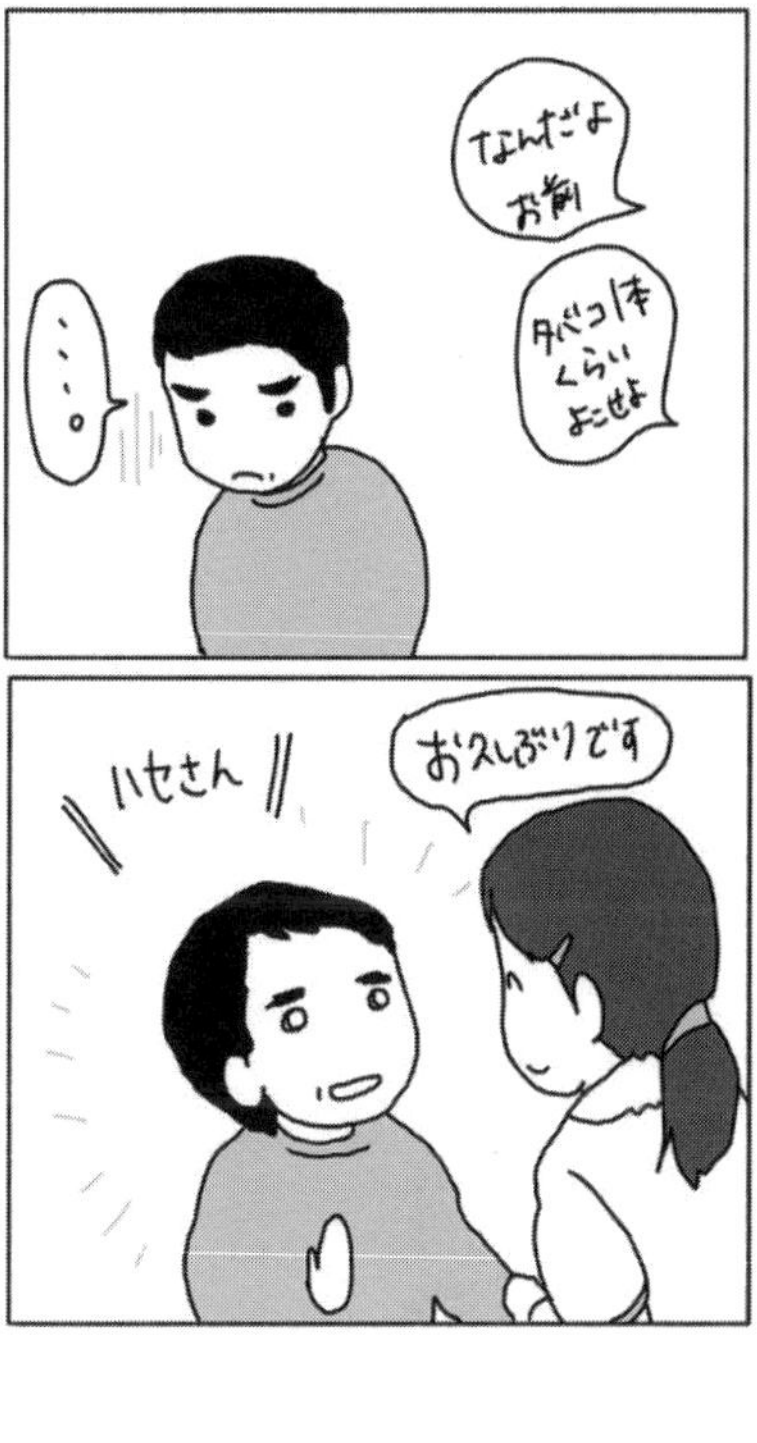
なんだよ お前
タバコ1本 くらい よこせよ
…。
お久しぶりです
ハセさん

失敗することも大切な経験

本症例では、本人に失敗してもらうことも病識獲得のためには必要なのではないか、と考えさせられた。ハセさんは慌てることなくおおらかな態度で見守り、本人はグループホームに戻ると予想していた。失敗の後、本人はハセさんの指導とアドバイスを、もっと素直に受け入れるようになり、外来通院を継続する中で、ゆっくりとではあるが、さらに回復していったのである。

順調でなくても一歩一歩

本章で紹介したのは、比較的順調にいった例であるが、無論、そこまで順調ではない患者さんもいる。通所も週に一度、デイケアに通うのがやっとという人もいる。通所できずに、家にいたまま、訪問看護を週一回受けるだけ、という方もいる。他人と比較しなくてもいい。自分なりに一歩一歩、自立への道を歩み出すだけで十分だ。

コラム〈8〉

地域支援者の皆さんと

私たちは退院調整を行《おこな》う際に、患者さんの退院先に応じて、まず方針を決めるカンファレンスを開く。患者さん本人、家族、主治医、看護側の代表、ソーシャルワーカーに加えて、地域の支援者の皆さんにも参加してもらう。本人の地域移行や地域定着の全体像を取りまとめる計画相談担当の方、グループホームや生活訓練施設を代表される方、必要に応じて、市役所の障害福祉課や生活福祉課など行政の方などにも同席してもらう。

次に、調整が最終段階に入ると、最終確認のための退院前カンファレンスを開く。その話し合いでは、計画相談の方、施設側、行政に加えて、訪問看護側とヘルパー事業所の方も参加してくださるなど、とても大きな陣容になることがある。

最初、大半の家族は退院を提案されると、「ムリです」「家族がこれ以上苦しみを背負うことはできません」と尻込みする。ところが退院前の最終カンファレンスに出席していただくと「こんなにたくさんの方たちに支えていただけるなんて知りませんでした」「とてもありがたいです」と感想を述べてくれるようになる。家族にすべて責任が負わされていた時代は既に終わっている。口でいくら説明されても、初めは全く想像できない。当然である。地域で支えてくれる皆さんが、勢揃いしているところを目の当たりにすることで、ようやく家族も、支援者の皆さんの力を実感できるのである。

もちろん主役は、家族ではなく患者さん自身である。地域生活を続けて再入院しない仕組みに、自分を合わせることができるかどうかが問われる。支援者の皆さんは自分を束縛すると考えるのか？　それとも、自分を支えてくれる仲間と考えるか？　その選択が、退院調整を進めていく中で、患者さん自身に迫られる。仲間や助け手と考えることができれば、病気に負けず、病気と付き合いながら再入院せずに社会生活が送れる。地域の支援者の皆さんは、いつでも仲間として歓迎してくれている。そこに主役である患者さん自身が気づけるといい。

地域支援者の皆さんの働きに、まず私たちが敬意を払いたい。地域支援者の皆さんあっての退院支援の働きであり、患者さんが地域で暮らせる基礎を作ってくれるのだから。

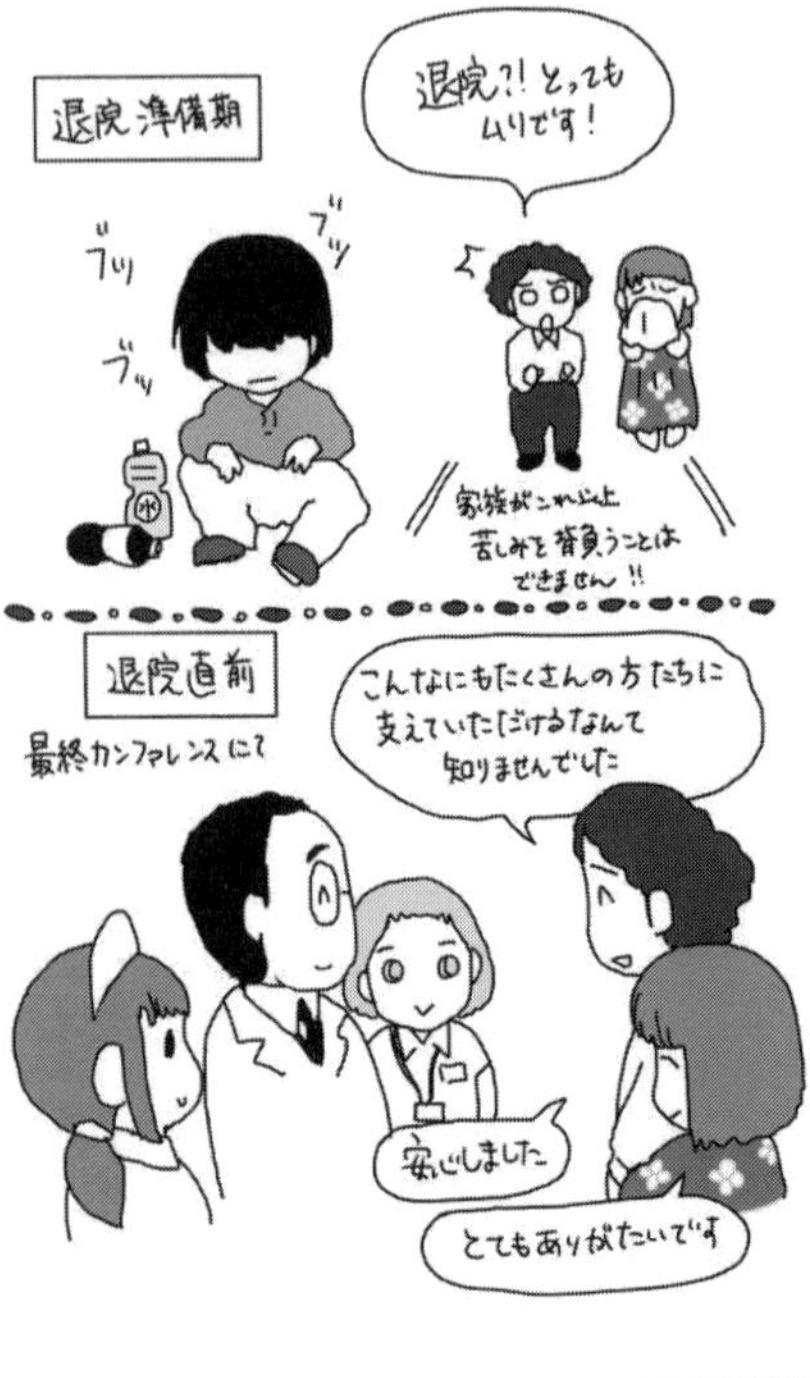
退院準備期
退院?!とっても ムリです！
ブツ
ブツ
ブツ
家族がこれ以上 苦しみを背負うことは できません!!
退院直前
最終カンファレンスにて
こんなにもたくさんの方たちに 支えていただけるなんて 知りませんでした
安心しました
とてもありがたいです

コラム〈9〉

訪問看護の力

他の人を家の中に招き入れることは、一般にハードルがとても高い。慣れていない患者さんには、メリットがなかなかわからない。最初は、訪問看護というサービスを拒む傾向がある。退院したさに、訪問看護を受け入れると言い表した患者さんでも、実際に始まるとお断りになるケースが結構ある。訪問看護は、患者さんが受け入れてくれて初めて成り立つ支援である。一般に、病棟で看護スタッフと良好な関係を築けた患者さんほど、退院後に訪問看護のサービスを受け入れてくれる。

いったん訪問看護の支援がしっくりはまると、患者さんにとっても病院にとっても、これほど頼りになるサポートはない。病状の変化を診たて、入院が必要なレベルにまでになっているかどうか判断をして、必要ならば外来の臨時受診に同行して、病院に連れて来てくれる。おクスリの服用し忘れがないか、空《から》の薬袋《やくたい》の数合わせをしてくれる。施設側との橋渡しなども見事に実現してくれる。患者さんの地域定着の中核を担ってくれる力強い同労者、チームの欠かせない仲間である。

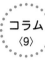

第6章　高齢者退院の道筋とは？

高齢者介護施設

精神の患者さんが高齢になると、福祉サービスは、障害者向けから高齢者介護サービスに移行する。高齢者向け介護サービスは充実している（次ページ資料参照）。訪問による看護や家事援助支援はもちろん、送り迎え付き通所リハビリ施設（デイサービス：DS）があり、近年は小規模多機能型介護サービスという支援形態も導入され、それらが高齢者の方々の地域生活を支えている。

介護認定で不利な判断をされる精神疾患患者さんたち

しかし、障害者向けから高齢者向けへのサービスの移行は、必ずしもスムーズにはいかない。特に、見た目に何の不自由もない精神の患者さんは、認定調査の際に不利な取り扱いを受けているのではないか？と疑問に思われることが何度も起こる。「支援を受けないとできない」ことであっても、「自分でできる」

資料：高齢者向け施設、介護サービス一覧

高齢者施設			
	自立シニア向け（要介護者も対象として含む）		
		公的施設	軽費老人ホーム，ケアハウス
		民間施設	サービス付き高齢者住宅（サ高住），健康型有料老人ホーム，高齢者向け賃貸住宅，シニア向け分譲 MS など。
	介護不要の自立者向け		
		公的施設	養護老人ホーム　地方公共団体や社会福祉法人が運営している，現在の環境では生活が難しく，生活に困窮している高齢者向けの施設で，市区町村長により措置決定された方が入居する。
	要介護者向け		
		公的施設	介護老人保健施設（老健），特別養護老人ホーム（特養），介護療養型医療施設。　医療法人や社会福祉法人が運営している施設。
		民間施設	介護付き有料老人ホーム，住宅型有料老人ホーム，グループホーム。民間で開設している高齢者施設。
在宅支援サービス			
	居宅介護サービス（訪問）		
			介護，入浴，看護，リハビリ，夜間対応型介護，定期巡回・随時対応型介護看護
	地域密着型サービス（通所）		
			通所介護（デイサービス DS），通所リハビリテーション（デイケア DC）
	ショートステイ（泊まり）		
			短期入所生活介護，短期入所療養介護
	訪問，通所，泊まり三つを組み合わせたサービス		
			小規模多機能型居宅介護，看護小規模多機能型居宅介護
	訪問診療		
			訪問診療（高齢者に限らない），高齢者向け訪問診療

https://www.mahle.go.jp/stf/seisakunitsuite/bunya/hukushi_kaigo/kaigo_koureisha/index.html
https://kaigo.homes.co.jp/manual/facilities_comment/list/
https://www.minnanokaigo.com/guide/homecare/

と判定されがちである。病院に入院して充分に支援を受けているのだから、わざわざ高齢者介護サービスで認定しなくても大丈夫と、思われることがあるのかもしれない。病院の中で手厚い支援を受けて、ようやく療養生活を成り立たせて暮らしている患者さんを、要支援にも要介護にも該当しないと判断するのは、入院させたままでいなさいという意味だろうか？　ご高齢になっても、障害福祉サービスで地域生活を送らせなさいということだろうか？　本人、家族、医療者側は苦労を強いられて嘆くばかりである。

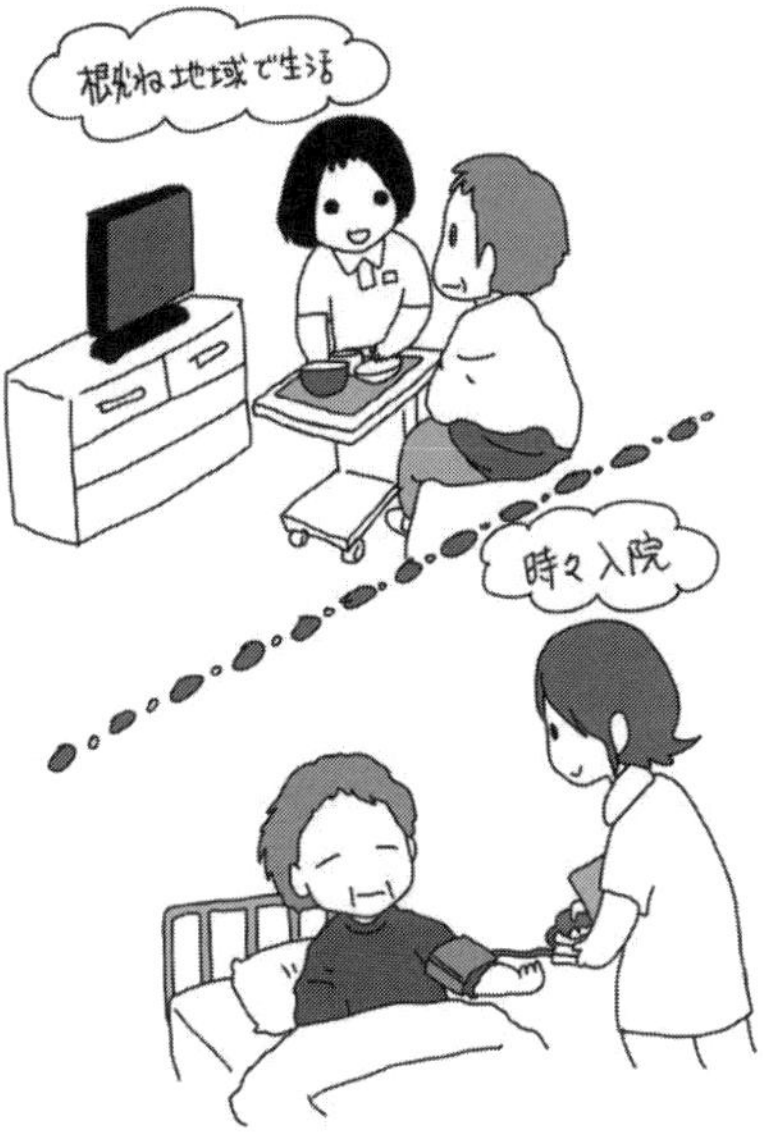

高齢者介護施設への退院は「負け」ではない

高齢となった精神の患者さんは、長期入院を続けて病院で暮らし、病院の中で一生を終えるものなのか？　むしろ、ふさわしい施設に入所して暮らすことの方《ほう》が「理にかなっている」のか？　私たちは、もちろん後者の立場である。健常者であっても、高齢になり介護が必要になると、施設に入所する時が来る。高齢者介護施設への退院は、決して本人や支援者の「負け」ではない。施設入所も立派な地域生活の一つである。支援を受けながら、多くの時間を病院外で生活し、必要な時に入院治療を受ける。「おおむね地域生活、時々入院」の生活に移行するだけだ。次に取り上げるのは、まさにそのような症例である。

【症例7】

目標を高齢者施設入居に切り替え

Gさん　八〇代　女性　双極性障害（躁うつ病）

Gさんは双極性障害（躁うつ病）を一九歳頃に発病し、三〇回を超える入院歴があった。六〇代後半からは長く寛解状態を保つことができ、一二年間、外来通院とデイケア通所をしながら、自宅アパートで単身生活を続けていた。八〇歳を目前にして、久しぶりに病状が再燃。家族に連れられて臨時受診をし、約半年間の入院をして退院した。退院後二週間して再入院となり、また五カ月間入院した。再度自宅アパートに退院した後、また数日も経たずに不安を訴えて外来受診され、当院に再々入院となった。

今回の入院生活が一年くらい経過した頃に、開放病棟に移ってきて私が主治医となった。本人には、活動的で年齢を感じさせない若々しさがあった。担当になってからも、まだしばらく軽い躁病相《そうびょうそう》であった。

「わたし敏感になってきた」

「大人になってきたの」

「ナイト&デイ」

「〇〇さんと街に買い物にいきたい」

などと多弁でまとまりがなく、夜間も眠らずに何か活動をしていた。若く綺麗な女性看護師に対抗心を燃やして異性のことを話したり、目が三角になるほどの鋭い目つきで怒りっぽくなったりしていた。うつ病相に入ると、

「調子が悪い」

「何もする気が起きない」

「以前調子が良かったときはつらくなかったのに、今はつらい」

と言って、回診時、座っていられないこともあった。

経過とともに薬物療法が奏功し、気分の変動幅が少なくなってきた。病状が安定してから退院についての話を始めたが、本人は最初、

「ミシンをやりたいので施設はイヤ」

「アパートがいい」

「(施設は)寂しそうだ」

と言っていた。時間を改めて聞いてみても、回診の度に、「いく」「いきたくない」を繰り返した。これまで何度も自宅に戻り、一人で生活を再開できていたこともあり、なかなか踏ん切りがつかなかった。だが今回ばかりは、自宅アパートへの退院は諦めるしかなかった。

「まず見学だけでも」と強くお勧めし、「見学だけね」と了解を得て、何とか高齢者施設への見学にいってもらった。同行したキーパーソンの弟から、様子を聞きながら方向性を検討した。弟は、見学先の施設

には好印象で、

「私もこういうところがいいと思いました」

「前は絶対にイヤだと言っていたんですが、昨夜電話がかかって来て本人も前向きな返事をしていました」

と言っていた。


気持ちの多少の揺れは予想されたものの、申し込みをする方針となった。本人からも、

「成り行きに任せます」

「すべて流れに」

「考えてもうまくいかない」

「ずっと独り暮らしをしていたことに悔いはない」

という発言が聞かれるようになり、その後も本人とは
「私ね、一〇〇歳になったら本を書きたい」

「『若き悩める友へ』ってタイトルが決まっているの」

「本を読んでます。グアム島に生きる日本の兵士二人とか若山牧水とか」

「腰痛と花粉症とメランコリーが今の悩みです」

「（ハイにならなくて済んでる?）そういうの卒業しました」

「長生きします。一二〇歳くらいまで」

という穏やかな会話が回診で続けられた。

申し込んでから一年近く経過して、先方から受け入れを検討している旨の連絡があった。ショートステイという形で、体験してもらった。

「いって来ましたショートステイ。三泊四日で」

「食事は柔らかいし、お風呂は広くて手助けしてくれる人はいるし良かった」

「でも七〇、八〇のじっちゃんばっちゃんだけで（Gさんもその一人？）……」

「（同年代だったので気が置けない？）そうね」

と感想を語ってくれた。

市から、入所に関する「措置の決定」について連絡があり、ようやく退院の日を迎えた。一人暮らしとの訣別、高齢者施設への入居は、恥ずかしいことでも失敗でもない。健常者でもそういう日をやがて迎える。ましてや、Gさんは双極性障害を長年患って、三〇回以上の入院歴がある中で、一二年間の安定した独居生活が送れていたのである。立派に人生を乗り切って来られたと称《たた》えたい。

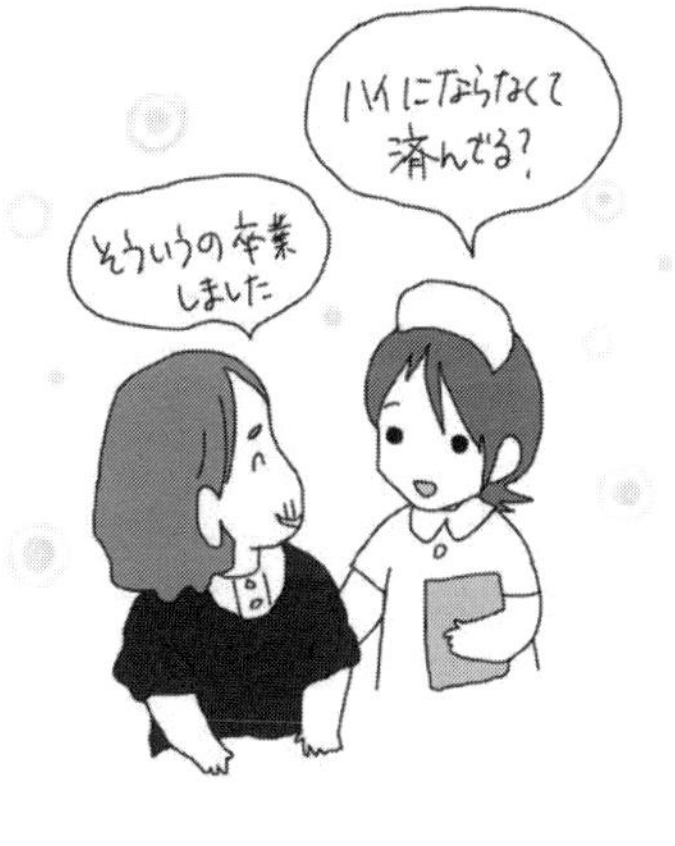

握っているものを手放す難しさ

誰であっても、現状とは違う方向性を選択するのは難しい。五年も一〇年も二〇年も病院で過ごしている患者さんにとっては、病院は慣れていて安心できる場所である。その安心を手放すのは難しい。Gさんの場合は、長期の入院にはなったものの、たかだか二〜三年である。本人の現状は、あくまでアパートでの単身生活だった。Gさんには退院への意欲があったので、その点は問題なかったが、どこに退院するかが課題だった。他病棟からご自宅への退院を二度チャレンジし、すぐに入院してしまった経緯を考慮すると、ご自宅への退院は諦めざるを得ない。いつかは握っているものを手放さなければならない時が来る。そこには、ある程度のエネルギーが必要であり、医療者と家族の後押しが必要なのである。私たちは、本人の気持ちの揺れを理解しつつ、背中をちょっと押して差し上げる役割を担っているのだ。

高齢者退院の実情

長期入院者の退院支援で、最初に実を結びそうなのは、高齢者の方たちである。特に認知症を併発している患者さんは、退院して他の施設に移ることに抵抗を示すことが少ない。家族もあまり反対しない。家族が反対せず、病状が重めの患者さんたちは、条件さえ合えば退院して見守りのある他の施設に移ることが可能になる。病状が軽めで疎通性(※)のいい患者さんや、家族が協力的でない場合は、難航することが多い。前者は短期間でテキパキと、後者では長期間かけて進めていくことになる。

※：〈疎通性〉心が通い合うかどうか、話が通じ合うかどうかを、疎通性という言葉で表現する。本来は疏通という字をあてる。

第7章 退院の意欲とは？

退院を阻害する最大の要因は何か？

退院を阻む要因の中で、いちばん大変なのは何か？　家族の負担だろうか？　経済的事情か？　偏見だろうか？　制度的な問題だろうか？　病棟スタッフの熱意や力量だろうか？　受け入れ施設の不足だろうか？　私たちが考えるに、それはなんと言っても長期入院患者さん本人に、退院の意欲がない場合である。患者さんが「退院したくない」と言えば、他の誰がなんと言っても話にならない。そもそも、「無為」「自閉」「意欲低下」という陰性症状が病気の特徴である。退院への意欲、回復の意欲を持ってもらうのは、並大抵なことではない。

「退院したい」と言わなくなる患者さんたち

私の拙い経験から言うと、長期入院患者さんたちの病棟へいき、患者さんに「退院したいか」と訊ねると「したい」と答えるものである。ただし、たいていは十数年や二十数年前の、元気に暮らしていた頃の実家に戻りたいと夢を語る。現実は厳しい。実家の親は既に他界している。家そのものがなくなっている。本人抜きの日常生活が長年続いていて状況は大幅に変わっている。「そうだね」「帰れるといいね」と言っていられれば、平和のままで済む。だが、患者さんの退院を本気で考えるスタッフは、現実を伝えなくてはならない。すると途端に、患者さんは退院の希望を封印し「病院にずっといる」と言うようになってしまう。

意欲が失われていく仕組み

ここに、長期入院患者さんの心の中から、退院への意欲が失われる仕組みがある。現実と向き合って本当に退院して社会復帰するなら、グループホームなり、生活訓練施設なり、アパートなり、高齢者向けの施設や住居なりにいく覚悟が必要である。新しいことにチャレンジしなければならない。乗り越えるべきハードルは高い。時間もかかる。手間もかかる。意志も気力もいる。誰かが「手伝う」と言ってくれても本当かどうかわからない。本人にとっては相当に大きなエネルギーを要する。そんなことをするくらいなら病院にいる。何の苦労もせずに三食出されて、片付けなくても良い。雨露をしのげる建物の中で、寝るには困らないベッドがある。入浴もでき、自分で洗濯して畳む必要もない。世話をしてくれるスタッフが揃っている。楽をして暮らせる現状をこのまま続けたい、という結論を出す。本人が全く経験していない

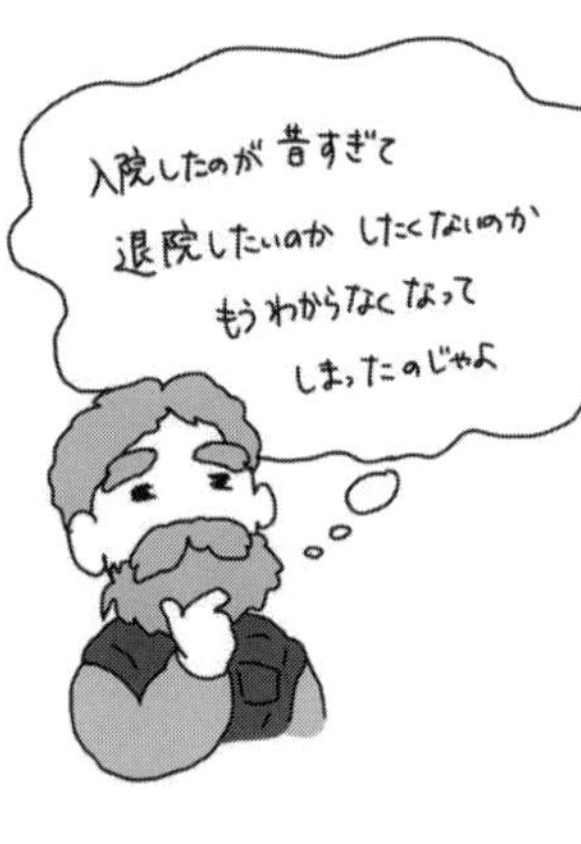
入院したのが昔すぎて
退院したいのか したくないのか
もうわからなくなって
しまったのじゃよ

未知のことは不安になって当然である。こうして自立して生活する機能がどんどん失われ、退院の意欲はもちろんのこと、他の意欲も抱かなくなっていくのである。

意欲とは何か？

意欲とは何か？　ジャック・ラカンという精神分析医が次のように表現している。そもそも意欲は言葉の作用である。言葉のないところに意欲はない。動物には欲求と本能だけがある。本能は、遺伝子に組み込まれた先天的な行動パターンである。欲求は、欲しいものが手に入るとその時点で完全に満足する。意欲には満足というものがない。果てしない追求、希求である。意欲が暴走して欲望になると、アルコール、薬物、ギャンブル依存など、嗜癖や依存に至る過剰なものにまでなる可能性がある。意欲のないところに文明の進歩はなく、満足を選ぶと進歩は停滞する。そこにジレンマがある、と。(※) 私たちは、次のように考えるのがいいだろう。「過剰な意欲＝欲望」のデメリットは満足のない嗜癖や依存であるが、適度な「意欲」のメリットは向上心である、と。患者さんから意欲を失わせる長期入院病棟は、欲求と本能のみでただ生きているだけという状態を生んでいる危険性がある。

※：Jacques Marie Émile Lacan（小出浩之・新宮一成・鈴木國文・小川雄豊昭訳）『精神分析の四基本概念（上）』岩波文庫（二〇二〇）
Jacques Marie Émile Lacan（小出浩之・新宮一成・鈴木國文・小川雄豊昭訳）『精神分析の四基本概念（下）』岩波文庫（二〇二〇）

意欲は内側から湧いて来ない

ジャック・ラカンによると、意欲（ラカンは欲望と表現）とは、もともと「他人の意欲」である。これが意欲の本来の成り立ちである。意欲を説明する言葉には、必ず他人の意欲が紛れ込んでいる。「捨てようと思っていたオモチャが、友だちから『ボクにちょうだい』と言われて、急に惜しくなる」という気持ちなどが典型である。意欲というものは、そもそも自分の内側から勝手に湧いてくるものでは決してない。意欲は他人からもらうものである。自分の内側から意欲が湧き上がって来るなら、それはある種の天才である。天才とは「才能という他者が住んでいる人」とラカンは言った。通常は他人が持っているものについて、「自分も得たい」と思う時に、意欲と呼ぶものを覚える。他の人が持っているものを手に入れたいと思って、自分にコピーしようとするのだ。意欲は他者に伝染する。これを精神分析では「転移」すると言う。治療とは、意欲が「転移」するのを支援することである、というわけである。引きこもりの方たちの治療や回復にもよく当てはまる。(※)

退院の意欲は伝染する

退院への意欲や、回復の意欲についても同様である。他の人が退院して自由を獲得し、自分なりの人生を歩み始めたことを見聞きすれば、自分も退院したいと思うものだ。病棟全体の雰囲気が、退院したくな

※：斎藤環著『「ひきこもり」救出マニュアル〈理論編〉』ちくま文庫（二〇一四）

いという患者さんたちで支配されているなら難しいかもしれない。しかし、少しでも意欲を持っている患者さんをまず一人見つけて、退院の実績を積むところから始めれば、必ず変わるはずである。長期入院患者さんがいる病棟の医師の責任は何であろうか？　私は次のように考えている。薬物療法の責任を負うだけではない。患者さんの心の奥底にあって封印されている、「退院したい」という夢を解き放つ。本人の抱えている現実とすり合わせる。夢と現実を統合させるビジョンを共有する。退院への道筋を、本人と病棟全体に提示し続けることではないか、と。まず患者さんに「退院したいのか？」と問い続け、現実的に応えてくれそうな患者さんがいれば、その家族やキーパーソンの了解を得る。次にソーシャルワーカーや担当看護スタッフの皆さんの助けを借りて、そうした患者さんに施設を見学してもらう。施設と折り合いを付け、試験利用、試験外泊を重ねてもらい、最後に退院に漕ぎ着ける。こうした全体像をブレることなく描き、スタッフの協力を取りまとめることが、担当医師の責務であろう。退院する患者さんが二人、三人、四人と増えていくと、病棟全体の雰囲気も少しずつ変わる。退院の意欲は伝染する。長期入院患者さんの退院支援とは、退院意欲や良くなりたいという意欲が、「転移」「伝染」していくことを、私たちがいろんな手段を使って手助けすることだと思う（参照：コラム〈10〉、コラム〈11〉）。

コラム〈10〉

洗濯機と乾燥機

入院中の日常生活を送る上で、大切なのは洗濯機である。洗濯機と乾燥機が病棟に備え付けてあるかどうかは、患者さんのリハビリに大きく左右する。もちろん、業者に洗濯してもらうこともオプションとして可能としてある。しかし、よほど事情がある方は別として、無為自閉的な生活を送っている患者さんに、ベッドから出て活動してもらうのに、私たちは次のように声かけをしている。

（1）まずホールで食事を取る。
（2）入浴かシャワーを定期的に使う。
（3）自分のものは自分で洗濯をする。
（4）自分で買い物に出る。
（5）作業療法に出る。
（6）体力をつける（取り戻す）ために散歩に出る。
（7）自分でお金を銀行などから下ろしにいく。

これらのうちの（3）の洗濯機と乾燥機は、目立たないが、病棟において、本人の自立度を高めるための、とりわけ大切な必須アイテムである。こうした仕掛けが患者さんの活動性をアップさせ、意欲を取り戻すのに重要な役割を果たす。

コラム〈11〉 ピアサポーター、OB、OG

ピアサポーターとは、ピアサポートを行《おこな》う人たちのことを言う。では、ピアサポートとは何かというと、障害のある人自身が、自らの体験に基づいて、他の障害ある人の相談相手となったり、同じ仲間として社会参加や地域での交流、問題の解決などを支援したりする活動のことである。障害を抱えながらも、生きと地域で生活し、活動している方々の姿を見たり、実際にお会いしたりすることによって、長期入院患者さんの退院への不安が軽くなる。何よりも、ピアサポーターにお会いすると、「自分もこうなりたい」「退院してもいいかな」と、「退院の意欲」が増していくことが期待される。

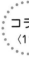

地域によっては、研修を受けて福祉事務所などで支援者として雇用されることを目標とした、ピアサポート専門員養成研修や交流会などが行《おこな》われている。ピアサポーターとしての研修を受けないと活動できないわけではない。ピアサポーターとして登録しないとダメだというわけでもない。長期入院から脱した人で、自分の体験を共有してもいいと思っている患者さんで、他の方に自分の話を分かち合っても大丈夫と考えていて、若干のストレスに耐えられるなら、誰でも他の患者さんの役に立てる。病院では折に触れて、OB、OGがご自分の体験を語ってくれたり、質問を受けたり、ビデオ出演したりしてくれている。

退院意欲という点では、先輩患者さんやピアサポーターさんの話が、他の患者さんに退院意欲を最も効率的に転移させる。私たちが百万言費やしたとしても、ピアさん、先輩患者さんのひとことにはとうてい敵《かな》わない。障害を抱えながらも退院を勝ち取って、地域で生きているその姿を見ることが、現在長期入院中の患者さんにとって大きな力になるのだ。

退院意欲が転移した実例（1）

次からは、退院意欲が転移した実例を紹介する。最初は、入院四二年目にしてようやく現実に退院の日を迎えた統合失調症の男性患者さんである。

【症例8】

封印された退院意欲の解放

Hさん　七〇代　男性　統合失調症

Hさんは二〇代で発症し、昼夜逆転、家族への暴力、近所への迷惑行為などで初回入院。もう一度短期間入院した後、二〇代後半に当院入院となり、その後ずっと長期入院となった。私が担当した頃は、入院して既に三十数年が経ち、治療というより病棟で生活している状況であった。病棟回診では、毎週ご自分のベッドに居て笑顔で快活に応対してくれた。何を話そうかと苦労するようなことはなかった。

「快眠、快食、快便です」

「困ってることはないです」

「（退院？）一人暮らしはムリなんで、母のところに帰ります」

「（お母さん？）今日か明日か、迎えに来ると思います」

という調子であった。両親は既に他界していた。キーパーソンは妹だった。


Hさんを担当し始めてからしばらくは、毎週、

「（どこに退院するの？）家に」

「（お母さんとはどうやって話すの？）心で」

「（妹さんと話をしませんか？）いいよ、いいよ、要らないよ」

「（ずっと病院には居られないけどどうする？）施設にいくくらいならずっと入院してる」

という会話が続いたのだった。ある週には、

「七～八月に家族に来てもらって、九月には退院します」

「施設にいくくらいなら家に退院します」

とキッパリと言ったかと思うと、次の週には、

「やっぱり退院はやめます」

「死ぬまでここに居ます」

「ここに居させてください」

「ここで死にます」

と、前週の言葉を翻すのだった。

「母が来るのは一二月頃になるかもしれない」

「家を背負《しょ》って来てくれる」

と言い、一二月が過ぎて、

「(お母さんは家を背負《しょ》って来てはくれなかった?) いや来ます。来ます、必ず来ます」

という会話もあったので、母親が既に他界している事実に直面してもらうのがいいのではないかと考えた。一度妹のお宅に泊まりがけで行ってもらった。

「(どうだった?) 良かった」

「(仏壇には?) 手を合わせて来た」

「(お母さんは?) 死んだけど生まれ変わったんです」

「今度迎えに来ます」

「(生まれ変わったのならまだ赤ちゃんか子どもなのかな?) もう大人です」

「(すごい速さで成長し、いつの間にか追い越してしまう生まれ変わりのお母さん?) そうそう」

「シャルムの電話番号教えてください」

「(シャルムって何?) 退院するところのこと」

「そう呼んでんの」

というような会話が、ずっと続いた。

ある時、キーパーソンの妹に来てもらい、担当看護師、ソーシャルワーカーも交えて、本人と話をした。その際に生まれ育った地域でふさわしい施設を探してゆく方向性を確認した。本人との会話は、

「(頼りになるのは妹さん？)　いやお母さん」

という現実逃避状態から、

「(お母さんに対する気持ちはそのままにして、妹さんにも花を持たせる？)　そうだね」

「(妹さんは目に見えるのでお願いすることにしましょうか？)　任せます」

という会話になってきた。少し変化していることが見てとれた。また、ある週の回診で、隣りの病室だった○○さんが退院して外来に来たこと、小綺麗にしていて退院をすごく喜んでいたことを知らせた。

「次はＨさん？」

と訊くと
「う～ん、考えときます」

と答えるだけだったが、回診の一団が他の病室に移動した後に、わざわざ私たちを追いかけて来て、

「やっぱり退院します」

と言いに来てくれたのだった。

別の週にも、

「(○○さんのこと知ってる？)　知ってる」

「(次はＨさんだね？)　八月いっぱいで退院します」

「(どこに？)　シャルムに」

と言ったり、

「母の家にはいくなって言われた」

「宇宙の王さまに」

「妹のところにもいきません」

「ボクがいったら死んじゃうんだって」

「（シャルムの見学は担当看護師さんといくの？）そう」

という会話に変化していった。


本人の気持ちの変化が見てとれたことを連絡すると、妹は市の高齢福祉課担当者と話をして、施設見学への道筋をつけてくれた。最初は、担当看護スタッフが同行する計画を立てたが、本人が土壇場でキャンセル。次は、妹が直接迎えに来てくれることになって、ようやく見学に辿り着いた。本人は、

「いいところでした」

と肯定的な印象を語り、施設側の感触も良好だった。その後もいろいろと言って

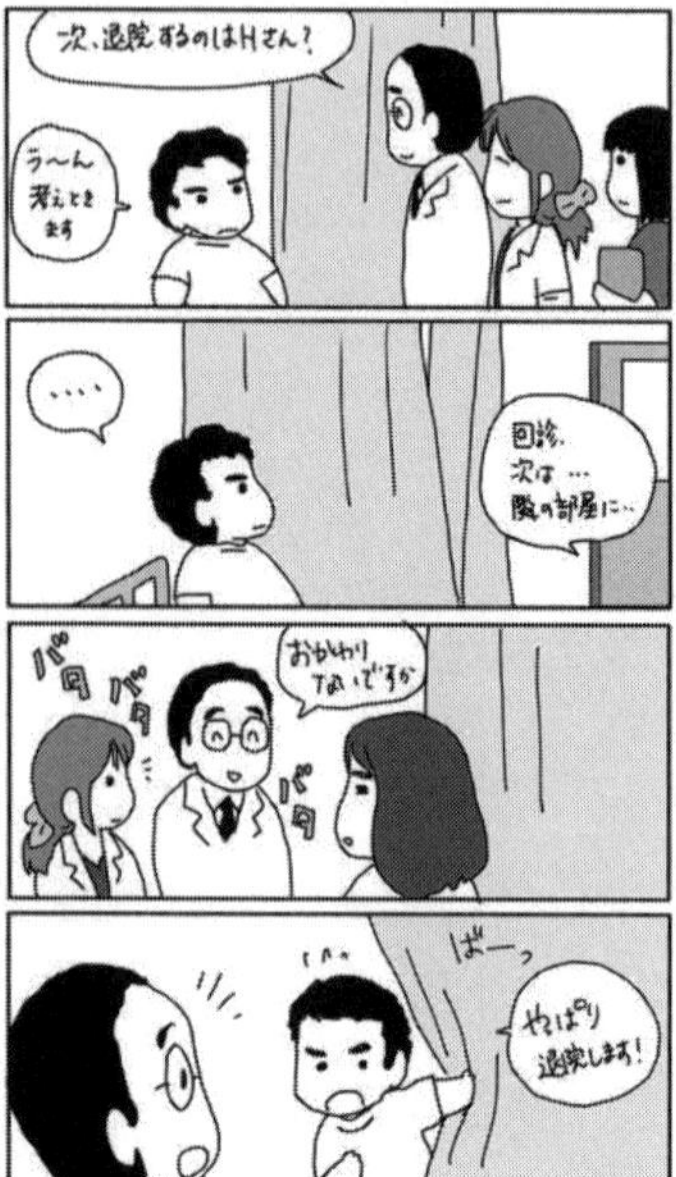
次、退院するのはHさん？
う〜ん 考えときます
……
回診、次は… 隣の部屋に…
パタ パタ パタ
おかわりないですか
ばーっ
やっぱり退院します！

逡巡《ためら》っていたが、正式な入居日が決まるまで待つことが本人の仕事となった。約一年後に正式に入居日が決まった。その際にも、

「ここに居たいよ～」

「ここに置かせてよ～」

とは言っていたが、妹が迎えに来てくれて、いよいよ、四二年間の入院生活に終止符を打ったのであった。主治医や担当看護師の役割は、退院の意欲を現実と擦り合わせて動機付けをしていくことである、と学ばせてもらった貴重な経験であった。退院意欲は、他の患者さんから確実に転移（伝染）していた。

妄想を否定せずに会話を成立させる

Hさんとの会話では、母親、宇宙の王さま、シャルムが登場する。母親がいないことをまだ受け入れていない本人に必要なのは、モーニングワークス（喪の作業[※]）かもしれないと考え、母の仏壇に手を合わせるという経験をしてもらった。時間は掛かったが、Hさんは愛着対象である母を失った心理過程を少し進ませることができたのだろう。会話の中で、母親が登場していた時間は圧倒的に多かったが、後半では明らかに登場回数が減り、その代わりに新しいシャルム、宇宙の王さまが登場した。妄想を否定せずに、回

※：モーニングワークス（mourning works）。喪の作業。フロイトによる概念で、人間が喪失した対象から離れていくために取る心理的過程。愛着や依存の対象を失うことを「対象喪失」といい、それによって生じる心理過程を悲哀（喪）という。喪の作業を通して、人は失った対象から離脱し新しい対象を求めることが可能になると、フロイトは提唱した。

診での会話を続けることによって、施設への退院という現実との折り合いがつくプロセスを見せてもらった気がする。

退院意欲が転移した実例（2）

退院の意欲が伝染したと思われる二つ目の例は、拒絶がとても強かった統合失調症の女性患者さんである。

【症例9】拒絶、拒絶、拒絶だった方の場合

Iさん　六〇代　女性　統合失調症

そもそも回診で、Iさんの病室を訪れるのはいつも気が重かった。

「お話しすることはございません！」

とキツい調子で言われながら、カーテンをビシッと閉じられた。声をかけても振り返ることなく無視された。「あなた」「あ〜た」「あんた」呼ばわりされた。もちろん医師としては認めてもらえず、拒絶され続け、話をしてくれる時は、病棟内で起こっているトラブルについての小言や監督責任についてで、こちらがサンドバッグ状態となるのが関の山。もちろん、病状について心の通った相談をしてもらうことなどは望むべくもなかった。一般に回診の前は、その人とどのようなことを話そうか、何を質問しようか、どう

やって退院や治療に関する話題に持っていこうか、今回は雑談をして心を開いてもらおうか、などと思案しながら準備をする。ただ、Ｉさんに限ってはそれらはすべて叩き潰され、拒絶、拒絶、拒絶の連続で、取りつく島が全くなかった。毎回、毎回、彼女の病室だけはパスしたい気持ちと、それでも勇気を奮って声をかけようという気持ちが、私の心の中で戦っていた。

Ｉさんは仕事に就いて二年ほどで発病し家に閉じこもった。両親が生きている間は何とかなったが、父親、母親が相次いで他界。独立していた兄とその家族が、食べ物を玄関先に置いて定期的に様子をうかがう状態が続いた。兄が保健センターに相談し、何とか家から連れ出して精神科を受診させることに成功。未治療の統合失調症と診断され、三〇代後半に入院となった。そのまま二十数年以上、入院生活が続いたのであった。本人はいったん病棟生活に馴染むと、適応して他の患者さんとは大きなトラブルなく過ごすことができた。まれに病院の事情で病棟を移ってもらう時があったが、その際には、移動する当日に二人がかりで説明して受け入れてもらい、両脇を固めながら別の病棟に転棟した。少しばかり抵抗はするが、最終的には環境の変化を受け入れてくれた。こんな状態のＩさんが退院を迎える日が来るのか、想像がつかないまま年月が過ぎた。

しかしある時、本人に関係した書類を作る必要があった。いつもと気分を変える意味もあり、本人に病棟内の診察室に来てもらって話をした。私としては珍しく一対一での面談だった。不思議なことにその時は本人に拒絶が少なく、生い立ちについての質問に答えてくれた。その後、

「退院するなら県と市の人が来てくれる」

「県と市の職員さんが来て、どこそこに移りなさいと言ってくるハズだ」

「その時には退院する」

「あんたが決めることじゃない」

などと考えを聞かせてくれたのだった。私は内心で「これだ」と思った。県の人は難しいかもしれないが生活保護を受けているので、市の福祉担当者にその役割を担ってもらえる。ひょっとするとスムーズにいく可能性があると考えた。そのアイディアを私は病棟スタッフと必要な部署のメンバーとで共有した。私は、大部屋の病室（多床室）に回診に赴く時に、他の患者さんが聞いていることを前提として、退院に関することはあえてオープンに話をしていた。同じ部屋の他患者さんが退院する話、どこかに見学にいく話、実際に退院日を迎えて病棟では姿を見かけなくなるだろう、という話をIさんは関心を持って聞いているようだった。

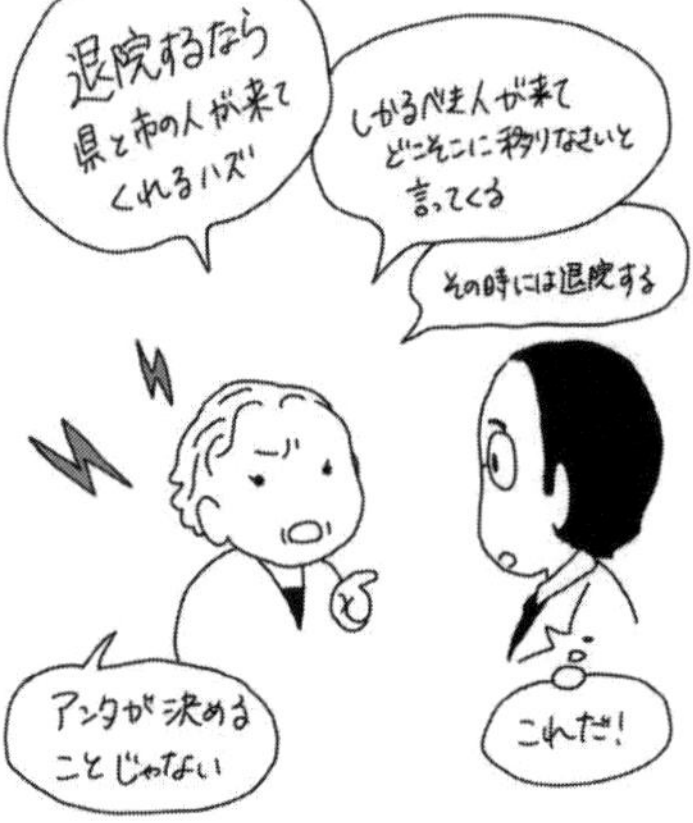

かなりの時間が経った。ある時、担当スタッフや支援チームのメンバーが声をかけて、施設への見学について誘ってみた。するとなんと本人は、
「見学にいく」
と言ってくれた。一つ目の施設は本人が乗り気ではなかったので、話は進まなかった。半年くらい後で、

もう一つの施設にいってみると、まんざらでもなさそうだった。そこで市の福祉担当者に相談しながら、施設への退院について段取りをつけた。満を持して福祉担当者に登場してもらい、本人との面談を設けたのだった。シナリオ通り、

「国の意向を受けて市からやって来ました」

「Ｉさんが退院して次にいくところが決まりました」

「是非とも試験利用を進めてください」

と言ってもらった。初め本人はかなり抵抗していたが、病棟スタッフに対するような拒絶反応は示さず、試験利用を進めていくことに同意。試験外泊を繰り返すことになった。しかしその後、試験利用に「いく」「いかない」と逡巡。いってからも最後はずいぶん怒っていた。私が廊下を歩いていると後ろからついて来て悪口雑言を浴びせるようになった。以前に家族に対して暴力を振るうこともあったので、私も後ろから頭を叩かれでもしたら、今回の退院の話は一巻の終わりになってしまう。内心では戦々恐々としていたがＩさんはそこまではせず、最終的に退院の日を迎えることができた。思いついても実際に動くのはなかなか難しい。病棟の担当スタッフ、病院の支援チームのメンバー、市の福祉担当者の方のおかげである。

自分なりの方法で病棟を卒業

それにしても、どうしてＩさんの退院が実現できたか？　彼女は、病棟の中のことをよく観察していた。誰がいて何を喋っていたか。誰が退院に向けて準備をし、病棟からいなくなったのはいつか。ホールのある場所、周りが満遍なく見渡せる位置に立って、あるいは自分の病室の入り口に立って、病棟全体の

ことを自分の目で見ていた。何か病棟を自分で仕切っているような、親分肌の女性であった。退院の日を迎えた人が、病棟の出入り口で笑顔で病棟から去っていく姿を何回も目撃しただろう。他の人の退院を、何となく自分にも当てはめて、自分の場合はこうなるはずだと思い描いていただろう。贔屓目《ひいきめ》な見方かもしれないが、こうしたIさんに「他の患者さんたちの持っていた退院への意欲が転移した」と思う。彼女は私たちが望むような変化を見せてはくれなかった。しかし、Iさんは自分なりの方法で、私たちの病棟を卒業していったのだ。

退院意欲が削がれていない病棟

誰もが「ずっと病院にいる」としか語らず、表向きに「退院の意欲」を封印しているなら、最初のうちはその病棟での退院支援は難しいかもしれない。しかし、退院の意欲を封印せずに口にしてくれて、乗ってくれそうな患者さんも複数は見つかるものである。一人二人と実績を積み重ねるうちに、ある時、その意欲が臨界点に達し(※)、病棟全体として退院意欲が削がれていない状態に変化する。「ずっと病院にいる」と表立って発言する方がいなくなった病棟は幸いである。それでも困難はたくさんあるが、退院意欲が伝染した状態の患者さんたちによって、全体の雰囲気が保たれている状態をこの先もずっと維持していきたい。

※：X（望ましくない行動）と、Y（望ましい行動）の二つに焦点を当て、集団の中の個人がどちらを選ぶかという社会心理学的な選択を扱った研究がある。例えば、X（いじめに対して声をあげない）を選ぶか、Y（いじめはいけないと声をあげる）かという選択である。その場合、個人はどちらが正しいかで行動を選ぶというより、その行動を選ぶ人数が多いかどうかによって決めるという。頻度依存行動と呼ばれている。人数が多いかどうか、すなわち頻度に依存するかどうかということである。X＝「ずっと病院にいる」とY＝「退院したい」を考える時も、ある程度の人数（＝頻度）がYを選ぶ時、集団として臨界点に達して、病棟の空気が「退院しよう」と決まるのである。

参考：山岸俊男著『心でっかちな日本人——集団主義文化という幻想』日本経済新聞社（二〇〇二）

第8章

退院の条件とは何か？

足りないところに目がいってしまうが……

医療者が長期入院患者さんの担当になった時、正直なところ何を考えるだろうか？　前任者たちは退院させられなかった。自分が担当する間にあまり進まなくてもやむを得ない。目につくのは患者さんの足りないところばかりだ。だから退院できないと思ってしまう。例えば怒りっぽい、病棟スタッフとの関係性がうまく築けない、金銭を自己管理できない。ベッド周りは汚れたまま、顔も洗わない、作業療法に通わない、などなど。レーダーチャートを作って評価しよう。足りないところを底上げして、おおむね合格点が取れるようになってから退院を考えよう。こうした取り組みを提案されるとなるほどと思ってしまう。ただし、足りない点に目が向くだけでは、具体的な退院の道筋は見えてこない。

すべてに合格点は望まず、できないことには支援を入れる

退院の条件とは何か？　私たちは次のように考える。すべてが合格点でなくもいい。足りないところ、できないことには支援を入れればいい。暴力、無賃乗車、無銭飲食、万引きなど、反社会的なことをしないことが大前提。退院について少しでも意欲を持っていることが重要。その二つだけで充分ではないか、と。後者の退院意欲に関しては、第7章を参照していただきたい。

一点突破

そうした前提で次に注目すべきなのは、退院を困難にさせている要因や、退院にプラスになりそうなヒントを見つけて一つに絞り、そこに集中して働きかけることである。一点突破のターゲットは、病棟カンファレンスなどでチーム全員が共有できるようにする。それは第10章で詳述したい。

まずは見学から

最後に大事なのは、退院先と考えられそうなところに、精神科ソーシャルワーカー（ＰＳＷ）（参照：コラム〈12〉）や病棟の担当看護師と一緒に、まずは見学にいくことである。条件が整ったらいくというのではなく、先に見学などの行動を起こしてから本人の変化を見守り、評価し、次に進めていくスタンスである。

コラム〈12〉

精神科ソーシャルワーカー（ＰＳＷ）の支え

精神科では、精神科ソーシャルワーカー（ＰＳＷ）の働きなくしては、物ごとが少しも進まない。特に退院支援に属すること、患者家族を含む関係者との調整は、ＰＳＷの支えが欠かせない。とは言え、一部の病院では、病棟での療養に関すること以外はすべてＰＳＷ任せ、退院のことはＰＳＷが全部やるという丸投げの状態かもしれない。他方、退院を含む治療に積極的な病院では、病棟とＰＳＷ室の共同作業がスムーズである。病棟患者さんすべての退院の支援を志す病棟では、仕事は膨大なものとなり、そのすべてを一～二人のＰＳＷがカバーできるわけではない。病棟看護や病棟主治医も、必要に応じてカバーし、縦割り分業ではなくチームワークを重視する。日頃のＰＳＷの大きな働きに感謝するばかりである。

無為自閉(※)でも退院は可能

本章で紹介するのは、無為自閉の病棟生活を送っていた統合失調症の患者さんが、退院準備を進める中で変化を見せて退院を勝ち取り、Ｂ型作業所に通うようになった話である。

※：無為自閉：人とのかかわりを持たず、何もやる気が起きなくなる状態。

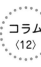

【症例10】

無為自閉状態から抜け出せ

Jさん　四〇代　女性　統合失調症

Jさんは慢性期の統合失調症の方で、食事、入浴、トイレと全体のミーティング以外にベッドから離れることがなく、無為自閉の病棟生活を送っていた。毎日の洗顔や歯磨きも習慣化されていなかった。作業療法にいくよう勧めても、トークンエコノミー法で本人の動機付けを図っても、全く効果がなかった。ただし、私は回診でJさんを訪室するのは嫌いではなかった。言葉のキャッチボールができそうでいてできない、いつもはぐらかされるというか、すれ違いの会話になってしまうやりとりを通して、統合失調症の患者さんが持つ独特な個性を、会話の中で楽しんでいた。

Jさんは若い頃に発病し、何度か入退院を繰り返した後、一〇年以上の長期入院になっていた。両親は既に他界し自宅には戻れず、慢性期病棟の中で治療ではなく「生活」している状態が続いた。幸いなこと

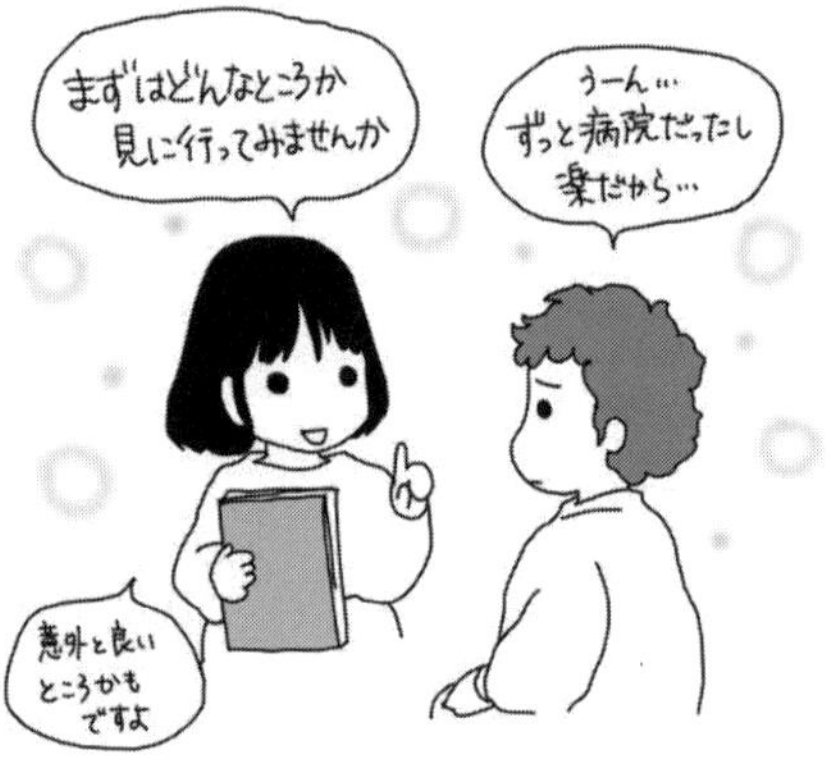

にＪさんは退院を拒否しなかった。積極的に「退院したい」「こんな生活を送りたい」とは語らなかったものの、退院の流れに乗ることは断らなかった。弟に来院してもらってお話を聞いたところ、たいへん協力的で病院が説明する自立への訓練について反対されることはなかった。そこで私たちは二つのことを目標とすることにした。まず薬物療法での工夫である。本人の無為自閉で活動性や意欲のない状態を病気の陰性症状と考え、それを改善する可能性のある向精神薬に変更した。怠薬して通院中断となってしまわないよう一カ月に一度の筋肉注射（デポ剤：ＬＡＩ）を受け入れてもらった。

次に、本人のスキルを病院外の方に評価してもらうことを目標とした。患者さんが利用できる仕組みとして、ショートステイと名付けられた事業が存在する（参照：コラム〈13〉）。入院中の患者さんが施設に出向いて、短い期間、試験的に宿泊させてもらい、本人は何が得意か、何が苦手か、どういうことに注意すればいいかを理解し共有していく。病院側とは違った視線、立場からアドバイスをもらうのである。Ｊさんへの評価の特徴は料理が得意というものだった。お弁当作りなどの作業所に通えれば、退院後も地域に定着することができるだろう。実際ショートステイを終える頃になると、薬剤調整した効果もあり、本人の活動性と意欲は少しずつアップしていた。病院内の作業療法室にも毎日スムーズに通って、一定時間そこで過ごせるようになっていた。これは、以前のＪさんの姿を知っていた者にとって驚くような変化だった。

コラム〈13〉

社会復帰のためのショートステイ事業

精神の患者さんが安心して家で過ごせるように、障害者総合支援法の中に位置づけられた精神障害者居宅生活支援事業という施策がある。内容はグループホーム、ホームヘルプサービス、ショートステイの三つである。ショートステイは、何らかの理由で家族などの支援者が一時的に面倒を見られなくなった場合に、グループホームなどに滞在して日常生活上の支援を受けるものである。都道府県によっては、患者さんを社会に送り返す側からも利用できるようにしているところもある。例えば、地域移行体制整備事業の中のグループホーム活用型ショートステイ事業というシステム（仕組み）である。グループホームなどの施設を短い期間利用し、本人は何が得意か、何が苦手か、どういうことに注意しなければならないかを評価し、施設側からのアドバイスをもらう。ショートステイ事業を受託したグループホームが、利用した患者さんを必ず受けなくてはならないわけではない。おおむね、通過型のグループホームが合っているのか、滞在型がふさわしいのか、生活訓練施設がいいのか、アパートで一人暮らしをする力があるのかを、病棟でかかわっている医療者とは違う立場から客観的に診たててもらうものである。

Ｊさんを受け入れてくれるという滞在型グループホーム（ＧＨ）が見つかったので、退院準備を加速させて試験的な日中利用、試験外泊に進んだ。順調に進み、本人は希望する滞在型ＧＨに退院することができた。お弁当作りの作業所に毎日欠かさず通って、地域で生活できるようになり、最初の数カ月は順調だった。お金もどんどん貯まって、何に使うかを迷うほどだった。ただ、本人の中に残る根強い無為自閉傾向がＧＨでの生活に影響を与え始めた。作業所に毎日通所してもらおうとしても、朝、本人がなかなか起きてこない、支度をしない、食事も間に合わないという状態になった。ＧＨ職員に大変な手間と苦労を強いるようになったので、やむなくそのＧＨは退去。仕切り直しで再入院となり別の通過型ＧＨに入居し、作業所に週に二日ほど通う生活を送る生活へと方針を転換した。その後は順調に週二回の作業所通所と二週間に一度の外来通院を続けている。

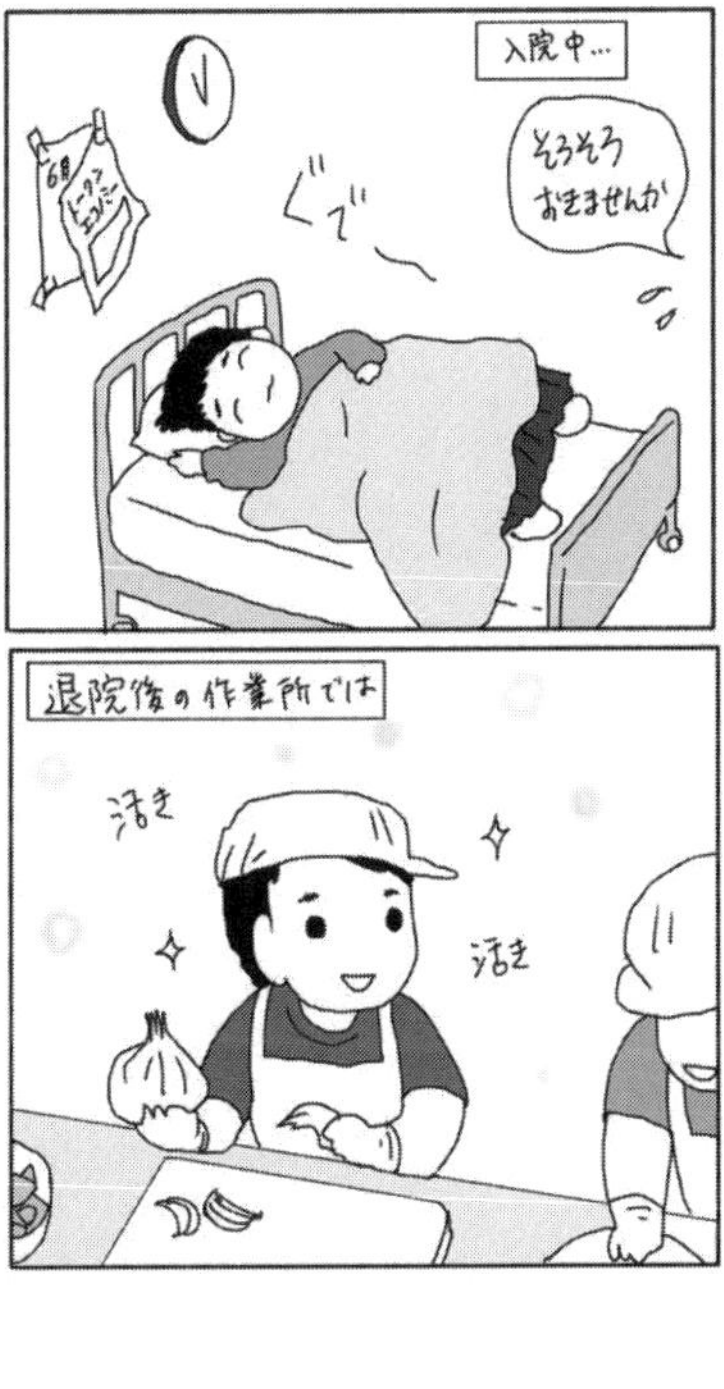
入院中…
そろそろ
おきませんか
ぐで〜
退院後の作業所では
活き
活き

陰性症状は侮れない

一つ目の滞在型GHでは、毎日（週四〜五回）の作業所通所が求められた。職員の皆さんはそれを何とか実現、維持しようと頑張ってくださったが、本人の陰性症状は並大抵ではなく、本人が半年通所できただけでも奇跡的な回復であった。仕切り直しで別のGHに入居し、通所の頻度を下げることで何とか地域生活を維持することにした。ともあれ無為自閉の極みであった入院中の姿と比べると変化が目ざましい。入院しているままでは、彼女の料理の才能には気づけなかった。退院に取り組み始めてようやく本人の活動性が上がり、本人が地域で生き生き暮らせそうな道筋を見出せたのだった。陰性症状を改善する薬物治療の効果に加えて、退院準備をスタートさせたことが、Jさんの変化に役立った。

退院の条件は無い?!

退院の条件は、反社会的な行動を取らず、退院意欲を持っているだけでいいと述べた。もちろん、社会の中で穏やかに過ごすことは当たり前過ぎて、条件とは言えないかもしれない。では退院の意欲はどうか？　症例のJさんのように無為自閉で意欲がなく陰性症状が全開の方でも、工夫次第で何とかなる。つまり「退院の必要条件は特にない」。できないことを数え上げず、ショートステイ事業の利用やグループホームの見学にいくなど、まずは行動を起こすよう励ましたい。あれこれ考えて、何も手付かずという状態を続けるよりも、まずは自分の目で見るところから始める。見学に踏み出すことで、何に集中すべきなのかという「気づき」が与えられ、展望が自ずと見えて来るものだと思う。

第9章　病院・病棟でできることは何か？ Ⅰ

病院・病棟として取り組めること

本章では、
①病院全体として取り組んでいること
②主治医の役割として私たちが特に気をつけていること
③病棟グループワーク（GW）、退院前訪問と同伴外出
④病棟カンファレンス
⑤当院独自の患者さん全員の「退院支援ステージ分類」

を紹介する。退院支援のハンドブックやマニュアルは既に良書が存在する。(※) 作業療法やデイケア部門が、患者さんの地域移行と地域定着の役割を担うことも言うまでもない（参照：コラム〈14〉）。重複しないように留意しつつ記していく。

コラム〈14〉

作業療法、デイケア

初心の頃、私は作業療法もデイケアも、その重要性を理解できなかった。どんな患者さんがリハビリに向いているのか、まったく想像できなかった。経験を積んで少しずつわかり始め、長期入院患者さんの退院支援にかかわるようになってさらに理解が深まった。地域支援者とのマッチングがうまくいく患者さんは、入院中に作業療法に通う実績が積めていることが多い。作業療法に通うのに抵抗を示す患者さんはマッチングがうまくいかず、退院してから再入院する確率が著しく増加する。順調に回復の経過を辿る患者さんは、入院中に作業療法に通い、退院してからはデイケア（または作業療法）に通うことができている。これが経験としてわかってからは、もう迷うことはなく、患者さんに合った作業療法やデイケアの指示を出し、勧めまくっている。

作業療法は、病棟に作業療法士が来る方式もあれば、病棟外の作業療法室（センター方式）に通ってもらう場合もある。地域支援者とのマッチングがうまくいくのは、作業療法室に出向く習慣がついている患者さんである。病棟に作業療法士が来る方式で私たちが特に有効だと思っているのが、少人数で行《おこな》う病棟グループワークである。病棟看護スタッフの中の担当者が何人かいて、作業療法士と共にグループで学び、後で必ず全体と個人の振り返りを行《おこな》っていく。

デイケアは、退院後に作業所へ通うステップアップの前段階として位置付けられるとともに、病状の再燃予防やさまざまなスキルアップのプログラム、ストレッチやスポーツなどの体力維持強化を目的としている。デイケアスタッフは、患者さん一人ひとりに担当者として付き、本人の回復を大きな長い目で見守り導くように、よく考えてくれている。

退院支援プログラム

まず、病院全体として取り組んでいることである。長期入院患者さんが次々に退院している精神科病院では、多かれ少なかれ仕掛けが用意されている。私たちも、長期入院者を対象にした、やや大がかりな退院準備プログラムを導入した。週に一回、一回につき一～一・五時間、一クール合計十数回のプログラムを年に二回実施している。長期入院患者さんには退院のイメージを持ってもらい、意欲と関心を高めても

※：末安民生編『精神科退院支援ビギナーズノート』中山書店（二〇〇九）
井上新平・安西信雄・池淵恵美編『精神科退院支援ハンドブック―ガイドラインと実践的アプローチ』医学書院（二〇一一）
岩上洋一・一般社団法人 全国地域で暮らそうネットワーク著『地域で暮らそう！ 精神障害者の地域移行支援・地域定着支援・自立生活援助導入ガイド』金剛出版（二〇一八）
古屋龍太・大島巌編著『精神科病院と地域支援者をつなぐ　みんなの退院促進プログラム―実施マニュアル＆戦略ガイドライン』ミネルヴァ書房（二〇二一）

らう。一クール数名の患者さんを中心に、病棟の応援スタッフも一緒に参加し、担当スタッフが進行する形で、退院までのことや退院後のことを学んでいる。当初は五年以上の患者さんが対象であったが、現在は一～二年以上の方や入退院を繰り返す方にも参加してもらっている。プログラムでは、すでに退院した患者さんが体験談を語るピア活動（コラム〈11〉一〇三～一〇四ページ）をしてもらうこともある。

病院全体の退院支援委員会

現在、長期入院者を減らすために、公的なインセンティブ制度がある。病院全体で、五年以上の長期入院者総数のうち、五パーセント以上を退院に導くことができれば、診療報酬に加算が付く。制度を利用する場合、地域移行を推進する部門を設置し、組織的に地域移行推進を実施する体制を整備することが義務付けられている。私たちの場合、地域移行推進室を作って専任のソーシャルワーカーを配置し、退院支援委員会を開いて活動している。毎月一回開かれる病院全体の退院支援委員会では、院内の長期入院者すべてを対象に、一人ひとりの名前をあげるなどして、急性期病棟を除く各病棟における取り組みを見守っている。

啓蒙周知活動と症例検討会

病院全体の退院支援委員会は、インセンティブ制度で義務付けられた業務の他にも、活動の幅を拡げている。代表的なのは、年に何回か、拡大退院支援委員会と称して開催している、病院全職員を対象にした啓蒙周知活動である。さまざまな分野で専門を担っている外部の講師を招いて語っていただく講演会を主として、その中に、退院支援委員会の働きを紹介する回も織り込む。病院職員に、患者さんの治療と回復を促進する大事なマインドを醸成し、学習とスキルアップの機会を持ってもらうためである。また、最近は、外部支援者にも来てもらい、医療保護入院で長期入院中の患者さんを一度に一人取り上げ、症例検討会も開いている。大きな視野で治療方針を検討し、各病棟に持ち帰ってもらう貴重な時間である。

院内専門家グループ

院内には、リカバリー総合応援部という部署に患者さんの退院と回復を支援する専門家グループと、看護部にクリニカル・ナース・スペシャリスト（ＣＮＳ）というグループが存在する。前者が長期入院者の退院支援を支え、前述の病院全体の退院支援委員会の働きの中核を担っている。後者は重症の患者さんの治療、回復に特化する形でアドバイスをし、病棟の働きを支えている。

家族の説得は担当医の役割

次からは、特に気をつけるべき主治医の役割について説明する。私たちの病棟では、家族が面会に来られる時には、なるべく主治医と会ってもらっている。他病棟から移って来られた患者さんの家族には、担当になった医師が挨拶をしたいと要望を出して面談の時間を設定してもらう。そこでは、家族がどれほど大変な思いをして来たのかを直接お聞きする。退院を目指す病棟であること、家族には負担をかけない支援態勢を備えること、もしもの時には病院が責任を持って再入院を受け入れることなどを説明し、安心していただくためである。後述する「お手紙作戦」は、家族の説得は主治医が負うという原則からの一手である。

後出しジャンケンなしの原則

家族との話でよくあるのが、その場で「話はうかがいました」「わかりました」と言いながら、家族が別のスタッフに「後で連絡します」と応対することである。たいていは後日、ＰＳＷに「やっぱりやめます」「他の家族と話し合って施設見学はしないことにしました」などと断りの電話がかかって来る。主治医と話をした時にした合意が、主治医のいないところで覆されるのである。患者さん本人も、カンファレンスで話し合ったことを後でひっくり返し、その場で言わなかったことを支援者に求めることが時々ある。私たちは、こうした「後出しジャンケン」を何度も経験し、かなり警戒心を持つようになった。家族には、「後で連絡します」は「なし」でお願いし、患者さんには「カンファレンスで決めた合意は、別のカンファレンスを経ないと変更しない」とあらかじめ言っておくことにしている。私たち医療者も、患者さんや家族に「後出しジャンケン」をしないよう心がけることは、言わずもがなである。

病棟回診で何をするか？

私たちの病棟回診は、複数人で一緒に患者さんと話す多職種回診タイプである。患者さんを診察室にお呼びする形ではなく、私たちがベッドサイドに訪問する。メンバーは、病棟主治医、看護師側の一人（病棟の看護師長か主任か、リーダーさんまたはそれに代わる人）、薬剤師、PSWである。週に一度、決まった曜日、時刻に訪ねる。

私はよほどでない限り、「眠れていますか」「食事は摂れていますか」「困っていることはありませんか」という定型的な質問をしない。退院に直接関係したこと、間接的にでも結びつきそうなこと、大きな治療方針に話を絞る。次に紹介するのは、病棟回診で主治医がどのように退院に結びつけようとしたかを知ることができる典型的な症例である。

【症例11】

「一生ここにいます」から病棟卒業へ

Kさん　七〇代　女性　薬物依存症

Kさんは回診のたびに、ちゃんとベッドに座って待っていてくれた。週に一度、決まった曜日の決まった時刻に「回診ですよ」「話を聞かせてください」と訪れる私を気にかけてくれている様子だった。私は睡眠、食欲、困りごとの定型的な質問が大嫌いなので、あえて別のことを訊いた。

生い立ち、両親や兄弟や姉妹のこと。小さい頃の一番の思い出、学校のこと、得意だったこと、苦手だったこと。仕事、結婚、子育てのこと。転居、友だち、生活のツラさや楽しさ。病気になったきっかけ、入院に至った一番の出来ごと、退院できなくなった理由。ここの生活で楽しみにしていることや怖いと思うこと。今の一番の希望、退院後は何をしたいか。その実現には今どうしたらいいかなど。Kさんは自分の病気をアルコール依存症と話し、薬物依存にかかわることには自ら触れなかった。

Kさんは次のように話してくれた。

「夜の接客業をしていました」
「夫から暴力を受けていたんです」
「入院した時に、二人の娘と引き離されました」
「その後離婚になって」
「身寄りがなくなりました」
「娘たちが元気に暮らしているかどうかわかりません」
「視力がどんどん落ちてしまって」
「どんな病気なのかは（わかりません）」
「今では明暗が少しわかる程度しか見えないんです」
「季節とともに変化する木々の香りや日差しの長さの移り変わりを楽しみにしています」
「雷の音が怖くて仕方がないです」
「病棟内で退院のことが積極的に語られていた時期がありました」
「自分は退院できそうな人とは考えてもらえませんでした」
「仕方がないのかなって思います」

退院に関しては、

「今は退院を考えていません」

「ずっと病院で過ごすことになりそうです」

という見通しを話すのみだった。

Ｋさんはとても穏やかで、思考障害や思路障害はなく普通に話せた。重い視力障害があって、手を引いてもらわないと、食事するホール、トイレ、洗面所にもいけないが、ベッド周りの感覚はつかんでいた。そういう中で、週に一度決まった曜日の決まった時刻に「回診です」「話を聞かせてください」と訪れる私との会話を楽しみにして待っていてくれたのかもしれない。私は何とかしてＫさんに、今後についてもう一度考えて、退院を勝ち取ってもらいたいと考えた。だがしばらくは、

「（退院について？）考えていません」

「無理だと思います」

「新しいところにいっても不安で」

「ここの皆さんはとっても親切ですから」

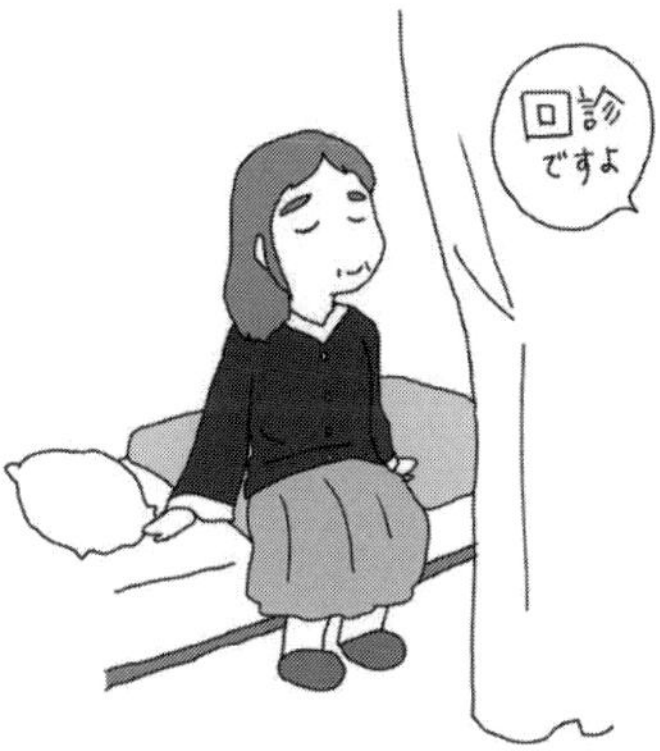

「受け入れてもらえるところがあるとは思えないですが」

「帰るなら、娘を探して一緒に暮らしたいです」

と言い続けるのであった。


病棟スタッフに了解を得て、病棟を担当するソーシャルワーカーに相談した。彼は同僚たちにも声をかけ、時間をかけて可能性がありそうな関係各方面に連絡を取って交渉してくれた。その結果、視力障害がある方でも条件が整えば大丈夫、受け入れてくれるという高齢者施設の候補を探し出してくれた。本人の説得が充分でなくても、少しでも可能性があればと考えていくことは必要なことだ。


本人に、私からそのような可能性について考えてみないか、向こうの方が病院に来た時に、一度お会いしてみないかと提案した。最初は、

「娘が探し出せたんじゃないんですか」

「ずっとここにいます」

と頑なに答えていた。しばらく同じような反応だったので、前には進められなかった。何度目かのやりとりの後、ようやく気持ちを変えて、

「(会うだけでも?) そうですね」

「会うだけなら」

と面会だけはしてくれることになった。

私は不安だった。向こうは「退院して入所する気持ちがある」ことを前提に会いに来てくれる。面会しても、本人が不安だけを口にするなら、せっかくの話が水の泡となってしまう。病棟スタッフにも本人を強めに励ましてもらった。ただ、面会前日の回診で、

「(行方知れずの娘さんと、病棟スタッフを比べて) ここの方たちに優しくしてもらっています」

「(娘たちに会えるのは) 現実的じゃなさそうですね」

「(明日会う人たちが病棟スタッフと同じくらいなら) いってもいいかもしれません」

「考えてみます」

という会話ができたので、期待を持って当日を迎えた。


本人にとって、面会で得た感触は、予想を遥かに超えたものだった。私は立ち会えなかったが施設の方の親切な声かけに、素直に、

「嬉しいです」

「お世話になりたいです」

と語ってくれたのだった。


「一生ここにいます」と、退院の意欲を口にすることなく諦めていたKさんは、新しいところで遭遇する未知の出来ごとに対する不安を覚えるよりも、自分の中に埋もれていた「退院の意欲」を再度見つけ、期待を口にして前に進むことを選び取られたのだった。段取りが進み、退院の日を迎えた。入院後、三十数年が経っていた。病棟スタッフ全員に声をかけられて送り出され、迎えの車に乗り込む時に最高の笑顔

を見せてくれたことは言うまでもない。

退院を意識しない病棟回診は勿体ない

私は、睡眠、食欲、困りごとに終始する病棟回診は勿体ないと考えている。

「自分の入院の意味は何なのか?」

「どうしたいか?」

「治りたいか?」

「退院したいなら具体的なイメージは?」

「退院を実現させるために、いま何に取り組むのか?」

たくさんのことが話題になり得る。絶好のチャンスである。私にとって退院を意識しない病棟回診は、空中に向かってボクシンググローブを無意味に振りかざし、パンチを入れているようなものである。

病棟回診の役割

Kさんの場合は特別だが、病棟回診ではプライベートな話はできるだけ避け、病室で他の患者さんが聞いていても構わないような、オープンな話を普通に交わす。クスリの調整に関しては、医師と薬剤師が患者さんとやり取りをするので、自分の服用するクスリがどのように選ばれ、何を目標にしているのか、患者さん自身が理解を深められる。

時には、退院日を具体的に決めるなど、回診がミニカンファレンスになることもある。ベッドサイドで患者さんが話す何気ない言葉を、退院の話に結びつけることもある。例えば、ある患者さんの枕元にＣＤラジカセが置いてあり、ＣＤのタイトルが「日本の童謡」であることを見つけたら、「○○さんが退院して個室の生活になったら、ＣＤはもう少し自由に聞けるよ」「テレビも自室に置けるから、日本むかし話という番組も自由に見られるよ」などと声かけをしてみる。また、患者さんからの「食事の時が騒がしい」「みんな黙って食べるべきだ」というような意見が聞けたら、「じゃあ静かに食事ができるところに退院してみるのは？」などと結びつける(※)。

※：もちろん新型コロナウイルス（ＣＯＶＩＤ－19）流行前の、黙食などという言葉が存在していなかった時期の話である。

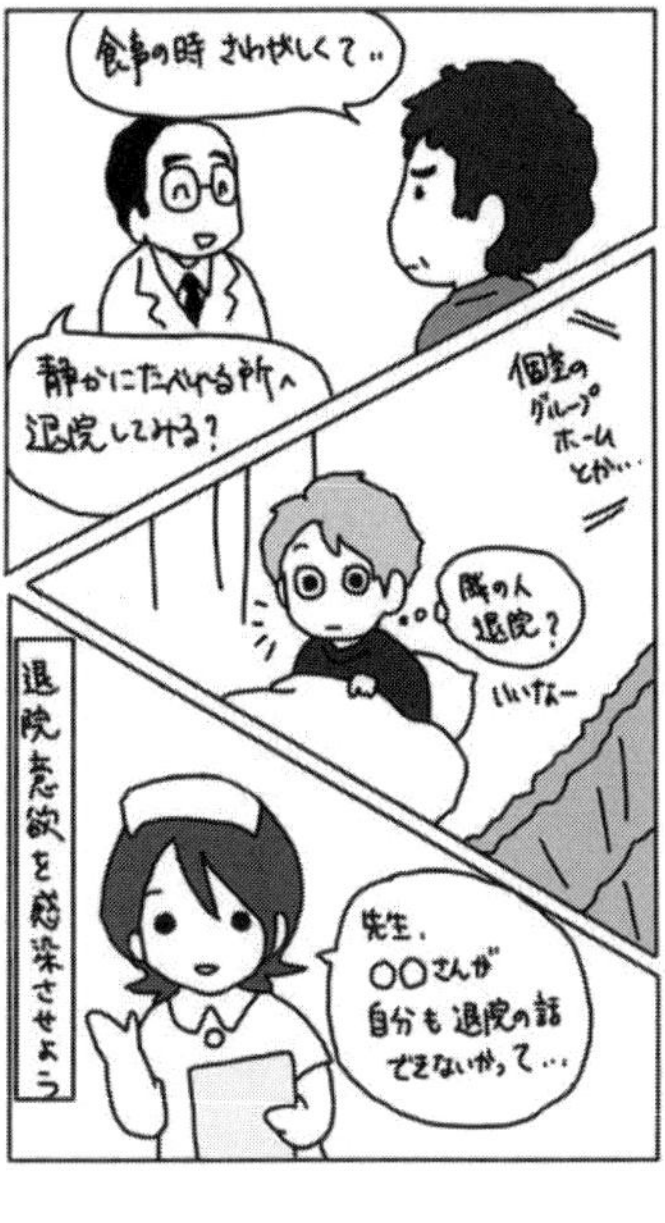
食事の時 さわがしくて..
静かにたべれる所へ 退院してみる？
個室の グループホーム とか…
隣の人 退院？
いいなー
先生、○○さんが 自分も退院の話 できないかって…
退院意欲を感染させよう

一点突破のキーポイントとなりそうなことを回診で発見することもある。とにかく、何よりも重要視しているのが、退院への意欲が、他の患者さんから本人に転移（伝染）する場となってもらいたいということである。微力ではあるが、毎週患者さんの元に押しかけることで、退院の意欲アップに何か貢献できないかと期待している。

病棟内グループワーク

病棟では、看護スタッフが作業療法科スタッフと協力して、グループワークを積極的に行《おこな》っている。週に一回、患者さんたちに声をかけ、少人数の小グループで自発性や積極性を高めたり、人とのかかわり方などのスキルを身につけたり、病棟の季節行事の企画をして準備をしたりする。特に、ソーシャルスキルトレーニング（SST[※]）は優れモノで、「挨拶の仕方」「上手な質問の仕方」「上手な頼み方」「上手な断り方」「質問の上手な答え方」などのテーマで、ロールプレイを交えながらスキルを身につける。SSTを実施することで病棟の他場面では見られない患者さんの積極的な一面が引き出せている。

※：社会生活を送る上で、人と円滑な関係を築いて維持する技能をソーシャルスキルと言い、そのための練習や訓練をする心理療法のことをソーシャルスキルトレーニング（SST）と呼ぶ。認知行動療法と社会的学習理論に基づいた心理社会的療法である。「挨拶の仕方」「上手な質問の仕方」「上手な頼み方」「上手な断り方」「質問の上手な答え方」などを身につける。子どもから大人まで、また精神疾患や発達障害を持った方まで盛んに用いられている。最近、SST普及協会が、SSTを「社会生活スキルトレーニング」と呼ぶことを提唱している。

同伴外出

患者さんの自立を後押ししようと、病棟スタッフは積極的に同伴外出を行《おこな》う。特に、受け持ちの患者さんの場合には手続きやどうしても必要な買い物には進んで同行する。他科受診や他病院受診などの場合は、受け持ち患者さんでなくても必要に応じて同行する。退院に直結することならば退院前訪問（次項）の形を取る。

退院前訪問

退院に関係していれば、診療コストが取れるため、退院前訪問を積極的に実施して、病棟スタッフが患者さん宅を訪問する。在宅療養に向けた指導および調整、家族支援、社会資源の紹介および活用支援、退院促進に向けた院内、他機関との調整、試験外泊をしている中での生活および服薬状況の確認や支援を行《おこな》う。

病棟カンファレンス

私たちの「退院支援病棟」では、次の三つをモットーとしている。

①患者さんは誰一人例外なく退院していただく
②課題を明確にし、一つに絞る
③チームで決め、責任を明確にする

その中で重要な役割を果たすのが、病棟カンファレンスである。

病棟カンファレンスで話し合うのは、手のかかる重い患者さんに関することが多い。自殺企図、暴力、大声、トラブル、病状不安定や悪化、行動制限などに関すること、病状変化に伴う治療方針の再検討などである。その中で特に、退院支援の進捗で遅れている患者さんはいないか？　埋もれている人はいないか？　いつも目を光らせなければならない。

長期入院患者さんの退院にあたり、本人がすべてにおいて合格点を取る必要はない。退院を困難にさせる要因や退院にプラスになりそうなヒントを見つけ、そこに集中して働きかける。いわゆる一点突破である。別の言葉で表すなら、課題を明確にして一つに絞ることだ。回診や日々のやりとりの中で、これが退院の突破口になるのでは、とひらめいたことを取り上げ、そこに資源を集中するのである。

私たちは、医師が治療方針を決め、それに他のスタッフが協力する、という旧来のスタイルは取っていない。病棟が一つのチームとして治療方針を決める。決まるまではいろいろな考えを出し合う。いったん意見を交わして何かを決めた後は、病棟としての意志を明確にし、その治療方針に則って皆が具体的に行動していくのだ。その代わり、責任は明確にしておく。病棟を担当する主任医師が責任を持つ。もちろん状況が変化するなら、随時、方向性は微調整してゆく。

退院準備ステージ分類

私たちは、患者さんの退院準備に関するステージ分類を行《おこな》っている。まず退院支援病棟に導入し、次いで病院の慢性期患者を担当している全病棟に広まった。

全然手付かずで、退院の道筋が皆目見当つかない状態であるのか？　少なくとも机の上では、方向性を見定められている状態であるのか？　何か具体的な一歩を踏み出している状態にあるのか？　その具体的な話が何らかの形で確実に実現できている状態であるのか？　退院日が決められるほどの最終段階の状態か？　これらを大まかに評価しておくのである。

ステージ１　全然手付かず
ステージ２　方向性が見定められている
ステージ３　具体的な一歩が踏み出せている
ステージ４　確実に進んでいる
ステージＦ　ファイナルステージ

まず患者さんが現在、これらのうちのどのステージにあるのかを把握する。ステージ１ならば、必要に応じてチームで方向性を見定めるために話し合う。ステージ２ならば、本人が踏み出せそうな具体的な一歩を見定め、実際に行動を起こす。ステージ３ならば、その次の一歩がどのようなものになるか共有し、確実に次へと進めてゆく。ステージ4ならば、ファイナルステージにこのまま進んでいいのか、再考すべき点が残っているのかを検証し、退院前ミーティングの時期を検討する。

患者さんの一覧表を作る際に、この退院準備ステージ分類をあてはめて色分けをする。患者さんが次に何に取り組めばいいのか、病院側が何を支援すればいいのかをつかむために、その一覧表を利用する。

退院支援のケース検討会

以上の他に、退院支援に関する個別会議やケース検討会を月に一回のペースで行《おこな》っている。主任病棟医、看護側の病棟責任者か次席責任者、ＰＳＷ、リカバリー応援部内の退院支援関係のスペシャリストが参加する。これは、総合的、全体的なことを眺める側と現場の次の一手とをつなげる大切な場である。

コラム〈15〉

主治医が患者さんと面談する時のルール

私が患者さんと面談する時に、自分に課しているルールがある。それは、患者さんと一対一で話をしないことである。このルールは私の痛い経験から来ている。かつて私は一対一で盛んに面談を行《おこな》っていた。以前に勤めていた病院で何も考えずに自分流を通していた。自分では有意義な時間と考えていたし、誰かに一緒に加わってもらうのが申し訳ないとも思っていた。病棟看護スタッフにもその内容を後から伝え、カルテに記録も残していた。ところが病棟や病院内で誤解されるケースが相次いだ。コソコソと何かやっている、キチンと報告もしない、という感じで受け取られていたかもしれない。

反省を踏まえて、今では必ず看護スタッフに入ってもらうことにしている。看護は情報伝達、情報共有のスペシャリストである。同席したスタッフが必ず全体に話の要点を伝えてくれる。間違いがない。看護側に「伝えた」「伝えていない」の課題はもちろんゼロになった。信頼関係は揺るぎない（と思っている）。それにより仕事が著しくスムーズに運ぶようになった。患者さんとの間に起こりがちな、「言った」「言わない」のトラブルもゼロである。時間を取らせて申し訳ないという思いは完全になくなり、メリットが大き過ぎて他の選択肢はない。病棟回診、診察室での面談、立ち話、家族との面談はもちろん、どれでも決して一対一にならないよう心がける。例外は、廊下で患者さんから急に話しかけられて話が完結してしまった時、書類にサインをもらう時くらいだろうか。

第10章 病院・病棟でできることは何か？ Ⅱ

課題別の診立て

前章の一四一ページで述べた退院準備ステージ分類の他、私たちは課題別の診立てを意識している。患者さんが有している客観的課題を評価して記述するのである。大まかに言うと、

（1）家族が賛成しているか？
（2）本人に課題があるか？
（3）課題は本人と家族の両方にあるか？

である。

それから、本人の課題について、

（2a）病状か？
（2b）意欲か？
（2c）身体合併症などか？

と分ける必要があるだろう。（3）とも組み合わせて、（3a）、（3b）、（3c）にも細分される。

本章では、（1）、（2a）、（2b）、（3a）のそれぞれで症例をあげ、取り組みの実例を紹介する。

家族が賛成しているか？

概して家族（親族も含め、以下家族と呼ぶ）は協力的である。必要に応じて来てもらえて電話連絡にもスムーズに応じてくれる。家族の課題としては、家族が高齢化して引き取れなくなるとか、長期入院が常態化している中で病院には協力的であるが退院に反対している、などである。ところが、中には病院に協力的とは言えず、退院に強く反対している家族もいる。これが一番困ってしまう。

具体例として次にあげるのは、とにかくなかなか姿を見せず、連絡してもなかなかつながらない家族のケースである。私たちの課題別の診立てから言うと、本人には明らかな大きな課題はなく、（1）の「家族が賛成していない」に分類される。

【症例12】

電話に出ない家族

Lさん　六〇代　男性　統合失調症

Lさんは二〇代で統合失調症を発病した。若い頃の症状は周囲に迷惑がかかるほどで、家族は対応に困ったようだ。他の病院を転々として三〇代で当院に入院された。おとなしく目立たない方だった。病棟のホールや廊下から、よく看護室の中で働く私たちのことを見ていた。歩く時に靴の音が鳴るのが特徴で、時に他患者さんから妄想の対象となって暴力を受けたが、自分から反撃はしなかった。強迫的で手洗いや入浴に時間がかかることもあったが、生活に重大な支障をきたすほどではなく、病棟では本当に穏やかに過ごしていた。ただし、一人で生活する能力は著しく障害され、退院して独居ができるわけではなく、何らかの支援が必要だった。両親が他界してからは、家族が引き取る可能性は潰《つい》え、長期入院となっていた。典型的な社会的入院である。

弟がキーパーソンであった。家族は家業が忙しく、もともと遠方であったため、病院に来て私たち医療者、特に主治医と話をする時間を取ってもらえなかった。電話をしてもなかなかつながらない。つながってもキーパーソンである弟ではなく、奥さんしか電話には出てもらえない。たいてい後で連絡しますと言われるのだが、待っていても連絡は来なかった。今後どのような方針で退院に取り組むか私たちは困っていた。退院のことを考えない病院なら、仕方がないと放置されるケースである。ある時本人が妄想の対象となってしまって他患者さんから暴力を受けたため、一度他病棟に移っていただいた。その時はさすがに、弟が対応してくれた。私たちの落ち度を責める言葉や再発予防の要望を伝えてもらえたので、何もないよりはマシな状況となり、私たちとしては、その時にようやく家族と医療者側がつながったと思われた。しばらく経って暴力を振るった他患者さんが退院したため、Lさんが私たちの病棟に戻って来た。連絡したところ安堵されたご様子だった。さらにしばらく経って、関係性ができた病棟スタッフが連絡を入れてみた。すると弟とつながり、病院側としては本人の施設への退院について考えていることを伝え、家族と相談する機会を持てないかと相談した。しかし、どういう訳か弟は立腹され、できたと思っていた関係性が崩れてしまった。以降、退院に関係した話が先に進むことはなかった。

さらにまた、長い時間が経過し、Lさんは六五歳になっていた。私たちは方針転換をして、介護認定を申請してもらい、高齢者施設に退院する道筋を模索することにした。再度、家族との連絡を試みたが、なかなかうまくいかない。電話に出てもらえても「後で連絡します」と、以前と同様の応対しかしてもらえず、何度か同じパターンが繰り返された。

私たちは困った。そしてさらに思案し、アイディアを出し合った。その結果、選んだ方法は次の通りである。病院の名前で配達証明付きのお手紙を送る。内容は、

「ご本人は入院治療を必要とする状態ではなくなっています」

「病院の中でただ生活をしていらっしゃるだけですので、このまま入院がさらに長期化するのは不適切であると考えています」

「ご自宅にお帰りいただくか、ご家族が市の高齢福祉課に出向いて相談していただくか、そのどちらかを選んでいただけませんか」

「何かありましたら病院が再入院を受け入れます」

「ご家族には負担がかからない支援態勢にします」

というものだった。担当看護師に下書きを書いてもらい、私が加筆訂正して事務方から郵送した。手紙は、

病院長名ではなく主治医の名前で送付した。

さすがにこの「お手紙作戦」は効果があった。ようやく家族は重い腰をあげてくれた。市の高齢福祉課に相談して介護認定を申請してくれた。私が主治医意見書を書いて要介護1が取れた。本人は日常生活が自立して行《おこな》えていたので、市は養護老人ホームへの入所を検討してくれた。長く時間はかかったが、市からの措置入所が決まり、Lさんは入院後三十数年して病院からようやく出られた。現在、病院とそれほど離れていない養護老人ホームから、職員に伴われて一～二カ月に一度の外来受診を継続している。私は家族の姿をついぞ病棟で見ることはなかった。直接お話しすることも挨拶することも叶わなかった。

家族の課題の裏側

こうして、長い時間をかけて、退院準備ステージが1→2→3→4→Fと移行し、退院の日を迎えられた。なぜLさんの家族にはなかなか連絡がつかなかったのか？　真意はわからない。直接お話ができなかったのでやむを得ない。ただ、何が退院を阻んでいるか考える時に、どうしても避けて通れないのが、家族にこれまでかかっていた負担である。退院の話を提案され、今後は何もしていただかなくて構わないのですよと、病院側から「安心」を保証されても、かつてと同様の負担を背負う不安から解放されないのだ。また、あまりにも長く、病院が入院という形で「安心」を与え続けていた。与えていたのはあえて言うと「歪《いびつ》な偽りの安心」であった。それが、家族となかなか連絡がつかない状況を生んだのだろう。Lさんの家族に特別な課題があったと言うより、ひょっとすると「歪《いびつ》な偽りの安心」を、長い間にわたって与え続けていた病院側にこそ、課題があったのかもしれないと、考えさせられた。

本人に課題があるか？

次は（2）の「本人に課題がある」と分類される場合である。精神症状が悪いので退院が妨げられている患者さんたちであり、病状の軽重には当然ながら大きなバリエーションがある。最大の課題は行動化であり、反社会的な行動が止《や》まないことや自傷行為が続くことである。大雑把に言うと、こうした行動化以外は退院を妨げない、と私たちは考えている。

私たちは、（2）の「本人に課題がある」を次の通り、に分類している。

（2a）本人の課題が病状である
（2b）本人の課題が意欲である
（2c）本人の課題が身体合併症である

（2a）は、行動化を含む症状が課題となる場合である。「意欲の低下」と「身体合併症」以外の「病状」のことである。暴力、無賃乗車、無銭飲食、盗食、無断離院、自傷行為、自殺企図から、日常生活を著しく妨げる妄想、幻聴、疎通性[※]の悪さ、陰性症状、退院を妨げそうなさまざまな病状を含める。

（2b）の意欲は退院意欲のことである。こうして別項目として取り扱いが必要なほど重要である。

（2c）の身体合併症は、精神症状ではないが退院を妨げる。

本人の課題は病状か？

（2a）の「本人の課題が病状である」症例を紹介したい。本例では家族は本人の退院に反対しなかった。かえって協力的であり、明らかな「家族の課題」は見当たらなかった。

【症例13】支離滅裂からの脱出

Mさん　四〇代　男性　統合失調症

二〇代で統合失調症を発症したMさんは、何回か入退院を繰り返していたが、とうとう家族では本人の生活が支えられず入院。今後が見通せないまま病棟での生活が長期化していた。病棟回診では、

「頭が痛いんです」
「ピストルの弾が頭に入っていて」
「気持ち悪いんですよね」

※：九六ページ註参照。

「がんになってると思います」

「検査してください」

「ニューヨークの○○病院の△△先生に診てもらうことになってるんです」

「手紙書いてください」

「□□大学の外科の××先生に以前から診てもらってるんです」

「電話してもらえませんか」

「番号は○○○－○○○－○○○○」

「脳に機械が埋め込まれてるんですね」

「サイボーグですよ」

「手術させられちゃったんです」

といった話が際限なく繰り返された。現実的なことは何一つ喋《しゃべ》ってもらえなかった。発作的に転倒して周囲をビックリさせることが何度も起きた。その度に頭部CTを撮り、時に脳波や心電図などの検査を入れた。異常は見つからず大怪我となることもなかったので、転換性の症状（ヒステリー様発作）として扱われた。Mさんが退院できるとは誰も考えていなかった。支離滅裂でどこから手をつけていいかわからなかったのである。


キーパーソンは姉だった。なかなかお会いできないが、来院された時には必ず時間をとってもらい、今後の方針について意見交換した。姉は実家で引き取ることはできないと言っていたが、Mさんの退院自体には反対しなかった。私たちは生活訓練施設に退院するのはどうかと提案した。そこで二～三年、生活スキルを身につけてからグループホームに移る計画だった。病棟回診などでは頭痛，胃のムカムカなどの話はサラリとかわし，退院に向けた取り組みの具体的な話，家族のこと，生い立ち，以前の病歴に関すること，将来どういう生活をしたいか，といった話に絞るようにした。

家庭では長年，本人の訴えに対して家族がいつも何かをしてくれて，それが言わば習わしとなっていたこともわかった。訴えが叶わないとヒステリー様発作を起こすことで，自分の希望を実現させようとする流れが，知らず知らずの間にでき上がっていたのである。私たちは，

「自分のことは自分でする」

を合言葉に選ぶことにした。同時に，

「頭が痛ければ『頭痛時のクスリをください』」

「気持ち悪ければ『吐き気どめのクスリをください』」

と言い換えるよう促した。

言い換えるには相当な時間がかかった。「頭の中にピストルの弾が入っている」と口にする度に「頭痛がするんですね」と医療者側が常に言い換えた。「私も頭痛がひどくて苦しいです」とノーマライズ（一般化，よくあること，特別なことではないということ）した。「がんになった」という妄想発言をする度に「吐き気がつらいですよね」と医療者側が言い換えた。「気持ち悪さが消えないこともよくあります」とノーマライズに努めた。「機械が埋め込まれているというサイボーグ妄想」を口にする時にも「自分の考えが浮かんで声となって聞こえてくるんですね」などと，繰り返し繰り返し言い換えた。症状を訴え

た時には、何度も「頭痛時のクスリをください」とか、「吐き気どめの頓服をください」とか、自分から「言い換え」をするように促した。ある時、腸閉塞症状が出現し、内科的な治療を優先して向精神薬を中断した。点滴で腸をずっと休ませる必要があり、八〇キロ以上あった体重が六〇キロを切った。不思議なことに身体合併症が出現すると、向精神薬を最小限にしても精神症状がずいぶんと軽くなるものである。

さらに時間はかかったが、だんだんと妄想に支配された発言が消えていき、支離滅裂の度合いが明らかに薄らいでいった。ある回診の際に突然「妄想だったんですよね」という言葉が自分の口から出た。これには驚いた。幻聴については多少の修正を試みたが、私は恐らく一度も本人の発言を「妄想」と決めつけてはいなかったからだ。独りになれる場所にいって、私は小さくガッツポーズをしたほどだ。いつの間にかヒステリー様発作も姿を消した。

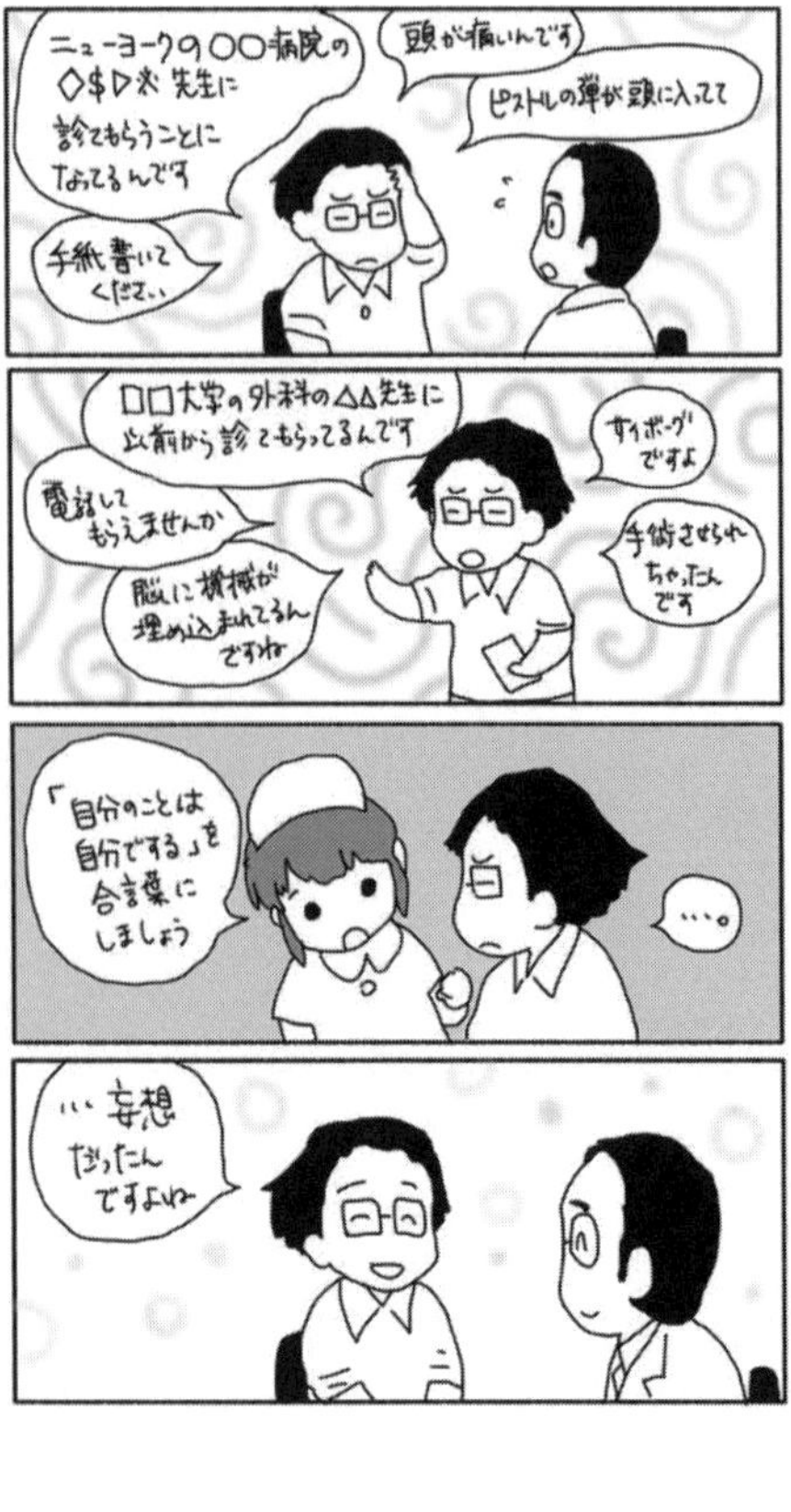
頭が痛いんです
ピストルの弾が頭に入ってて
ニューヨークの〇〇病院の◇$▷※先生に診てもらうことになってるんです
手紙書いてくださ・い
□□大学の外科の△△先生に以前から診てもらってるんです
サイボーグですよ
電話してもらえませんか
手術させられちゃったんです
脳に機械が埋め込まれてるんですね
「自分のことは自分でする」を合言葉にしましょう
…。
い・妄想だったんですよね

入院中から、生活訓練施設への試験的な日中利用と外泊を繰り返した。それにも長期間かかったが、見事に退院を実現することができ、施設での生活訓練と外来通院がスタートした。施設責任者やスタッフを交えた定期的な打ち合わせで「自分のことは自分でする」という合言葉を施設でも本人に徹底してもらうことにした。施設スタッフの統一した対応によって、施設で再び出現していたヒステリー様発作もやがてなくなり、自立度が高まっていった。その後、本人は生活訓練施設を卒業し、通過型のグループホームに移って地域生活にも慣れ、いまでは滞在型のグループホームに移って、外来通院を継続している。

支離滅裂さが消えた理由

なぜ、Mさんは幻覚妄想状態や行動が解体した支離滅裂状態から、抜け出すことができたのか？　本当のところはわからない。こうすれば病状が改善するという確固たる見通しを私たちは持っていたのか？　そうではない。何とかしたいとは考えたが、ここまでの回復は想像していなかった。もしかすると身体合併症を罹患したことが影響したかもしれない。その後の薬物治療の調整が、たまたまうまくいっただけかもしれない。自分のことを自分でするという合言葉や言い換えが、何かの役に立ったというのは後付けの感想である。今ではその合言葉の重要性を意識し確信しているものの、本人の病状改善は、病棟内で何度も話していろいろと悩み、試行錯誤したことの結果だと思っている。

最近外来診察室で、Mさんは自分の歩みを次のように振り返った。

「両親が亡くなって入院しました」

「今は退院して、障害年金と作業所での工賃で何とか生活できています」

「お姉さんが時々来てくれています」

「一人っ子じゃなかったことは、本当に良かったと思っています」

と。私は静かに感動していた。


この振り返りは、症例冒頭で紹介した幻覚妄想状態と、天と地ほど違う。現実を正確に見据え現実に対応できている。妄想の世界という海を当て所なく泳いでいた本人は、現実世界への足掛かりとなる港をようやく見出せた。退院や実生活に関する具体的なことに話題を集中させることで、「的外れな安心」に逃げ込むことから解放されたのだろう。本人に見られた変化は、多くの協力者を得て初めて実現したものだが、自立へ向けての支援が一つの精神療法となったと思わされている。明らかに退院を妨げていた「病状」に集中して働きかけ、病状自体が退院して地域で過ごせるほど軽くなった。そう考えている。

病院全体に与えたインパクト

以上紹介したように、退院準備ステージが1→2→3→4→Fと移行し、退院の日を迎えられた。症例3のCさんの退院（五九ページ）に引き続き、Mさんの退院が病院全体に知られた時の影響も大きかった。Cさんの退院の時には、少し懐疑的だったベテランの同僚医師や看護師たちでさえも、Mさんの退院を病棟全体でかかわった努力の成果として、無条件で認めてくれたのであった。

本人の課題は意欲か？

次は、(2b)の「本人の課題が意欲である」にあたる症例を紹介する。主人公に退院意欲は皆無だったが家族はとても協力的だった。陰性症状による意欲低下ではないが、本人の課題は退院の意欲がないことだけであった。

【症例14】退院意欲ゼロ

Nさん　七〇代　男性　てんかん精神病

若い頃からてんかん発作が始まり、それに伴う精神病症状を認めて何度か入退院を繰り返した後、三〇歳頃に当院に入院した。当時は比較的重い精神疾患の方を「一生おあずかりします」と家族に言って受け入れることが珍しくなかった。Nさんの場合はどうだっただろう。

てんかんは意識消失発作であった。全身を硬直させたり（強直性けいれん）、カクンカクンさせたり（間代性けいれん）するタイプとは違った。私が担当してからも、院内を一人で散歩中に突然倒れてスタッフに発見されることがあった。倒れた向きがアスファルトを敷いた道ではなく、草むらの方《ほう》だったため大怪我なく済んだ。他に詳細不明だが、視野が極端に狭く視力が弱かった。入院の最大要因だった精神症状は落ち着き、明らかな問題行動はなく、穏やかな病棟生活が送れていた。食事、排泄、入浴、保清、歩行など、生活基本動作は自立していたが、長期にわたる入院の影響から生活能力は相当落ちていて、見守り下でなければ退院後の生活全般や自力通院はおぼつかなかった。

私は、Nさんを受け持った直後から、週一度の回診で、将来どのようにしたいかという質問を織り混ぜた。最初は戸惑う様子がありありだった。


「そんなこと考えたこともない」

「そういう質問はされたことがなかった」

「一度たりとも」

「ずっと病院にいる」

「家族もそういう考えだ」

「オレがここにいちゃダメなのか」

「確かに散歩の時に倒れたことはあったが、みんなに迷惑をかけているつもりはない」

「他の患者とケンカになったことはないし」

「言いがかりをつけられても受け流していたし」

「糖尿病もあるし」

「まだ目の前がカーって明るくなって何が何だかわからなくなる時はあるし」

という答えだった。

長期入院生活で身体的な不調も経験していて、それを治したい思いは強かった。手当てを受けながら『病院で一生を送る』。それがNさんの常識だった。その常識を大前提に担当した医療者も「眠れていますか」「食欲はありますか」「困っていることはないですか」「何でも言ってください」という会話に終始していたのだった。Nさんの反応は至極当然であった。

以前とは全然違うやりとりを、回診でずっと続ける逆効果を考え、糖尿病の食事療法に取り組んだ。けいれん発作の再発防止にも取り組んだ。病棟全体の雰囲気を感じ取ってもらいながら様子を見る期間を作った。受け持ちの看護師の指導の甲斐もあり、体型は見る見るスリムになって糖尿病の指標となる数値が正常に戻った。回診では本人の努力を称賛した。抗けいれん薬は以前よりずっと進歩していたので処方薬を見直した。すると以降は歩行時に発作が起こることはなくなり、食事の席で意識が十数秒間消失する姿を見る程度になった。けいれん発作で倒れることがなくなったことも回診では大いに称賛した。


病棟カンファレンスで、退院の見通しや方向性を話し合った。

「視力障害の方の施設はどうか」

「てんかん発作で大怪我をするリスクを承知で受け入れてくれるところはあるだろうか」

などと課題があがった。結論として、介護保険認定の申請をし、高齢者施設への退院をトライすることになった。当時から「本人の意欲」がイチバンの課題だとわかっていた。ただそれをどのように獲得してもらうかについて、いかに病棟カンファレンスでも、妙案と呼べるアイディアは出てこなかった。

他の患者さんたちの様子について、Nさんも少しずつ理解して来たのではないか、と思えるほどの時間が経過した。

「(前にいた病棟の様子と今の病棟の違い?) ここは入れ替わりが激しいね」

「(いなくなった人はどこに?) 退院していったんだと思う」

「目が見えない (視野が極端に狭い) ので、よくわからないんだけども」

「(困っていること?) 食事の時が騒がしいね」

「しゃべりながら食べるなんてね、全くなっていない」

「みんな黙って食べるべきだ」

「ああいうのは職員がきつく注意しないと」

「昔の病院職員はもっとしっかりしていた」

とお叱りを受けた。私は、

「その通りですね。ありがとうございます。病棟全体で集まって話す機会に提案してみてください」

「食事が静かなところに、Nさんが退院してみるのは?」

と返したのだった。


そんなやり取りの後、またしばらく時が流れた。同じような話題になった時に、Nさんは、

「退院できたらいいけれどね～」

「そんなところがあるのかわからない」

という感想を聞かせてくれるようになった。これまでと違う反応に、私は内心小躍りしながら、

「そんなところがあるといいですね」

と鸚鵡《おうむ》返しをした。

またしばらくしてから、

「妹さんと話してみましょうか」

とお誘いした。家族面談に結びつけたのだ。Nさんのキーパーソンである妹は理解のある方で、可能性があるところへの見学に同意してくれた。月に一度のペースで病院外に連れ出し、外の空気を吸ってレストランで食事をするなど活動性を上げてくれた。重大なてんかん発作が起きないか観察し評価することも手伝ってもらった。

それからも時間はかかった。ゆっくりだった。年単位だった。月に一度の外食で何を食べたのか、その都度回診時に教えてもらった。養護老人ホームを目標に定めて市の高齢福祉課に相談し、担当者との面談、見学、試験外泊にいった。階段がどう、トイレがどう、売店がどう、食堂がどうと細かな違いが気になり、本人はなかなか納得がいかない様子だった。決断がつかないま

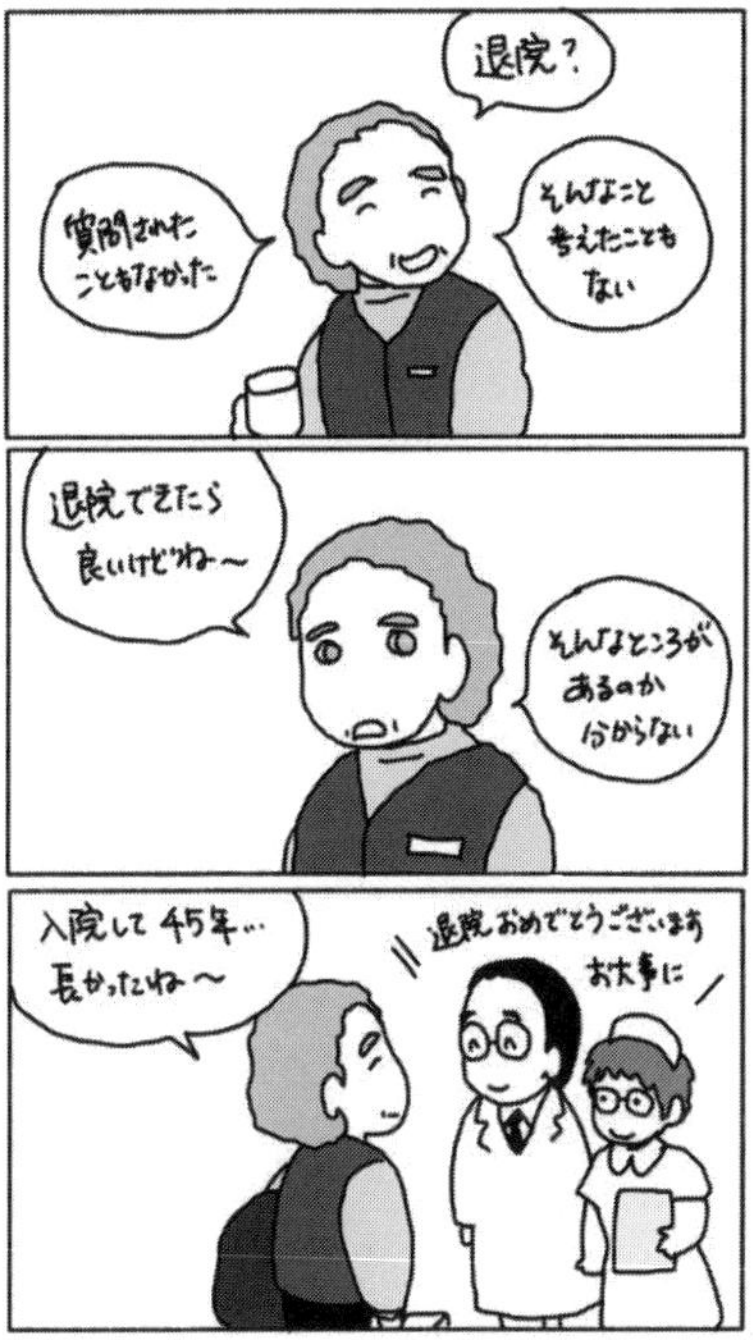
退院？
そんなこと考えたこともない
質問されたこともなかった
そんなところがあるのか分からない
退院できたら良いけどね～
退院おめでとうございます お大事に
入院して45年… 長かったね～

ま時間が経ち、本人の希望で、施設側にもう一度試験外泊の機会を作ってもらった。本人の納得を重視してのことだった。その後、施設側は本人の意識消失発作、視野と視力などの課題について検討し、それでも受け入れ可能と言ってくれた。ようやく市から「入所措置」の決定が下り、退院の日を迎えた。本人は、これまでを振り返って、

「入院して先月の〇〇日で四五年経った」

「長かったね～」

と言って涙を流した。退院について考えたこともなく、その意欲について質問されたこともなかったNさん、病院に一生いることが常識、大前提だと考えていたNさんが、自分自身で何度も試し、納得し、決断して自分の将来を選び取った日だった。

意欲の転移（伝染）には時間がかかる

Nさんの退院で理解していただけるように、退院の意欲がゼロの状態から、実際の退院にまで仕上げるのには忍耐を要する。大袈裟に言えば気の遠くなるような時間がかかる。長時間かけて、退院準備ステージが1→2→3→4→Fと移行し、退院の日を迎えることができた。第7章で述べたように、退院の意欲は自分の中からは決して湧いて来ない。他の人が退院していることを雰囲気で感じ取り「いつの日か自分にもそうなる時が来るといいな」と思ってもらえるようになるまで待たなくてはならない。意欲を持ち始めてからも、実際の退院までにはかなりの時間がかかった。しかし、私たちがかかわったのはたった三年余り。本人の入院生活全体からすると、十五分の一。大した長さではない。本人が人生の中で強いられ

てきた苦悩に比べたら、私たちの忍耐など微々たるものである。もっと別の人生が歩めたかもしれないのに、それを埋め合わせることはできない。

課題は本人と家族の両方にあるか？

本章で紹介する最後の症例は、「課題が本人と家族にある」（3）に分類される。本人の課題は意欲や身体合併症ではなく病状なので（3a）に該当する。家族は見舞いに来てくれて連絡にもしっかり対応してくれた。ただ本人の退院には反対していた。本人の病状は、ひとことで表すと「思考が滅裂で疎通性（※）が著しく悪い」ことだった。疎通性が悪いと退院意欲があるのかわからない。支援者とうまくやれない可能性もある。家族の反対、疎通性の悪さという病状に着目して（3a）とした。

【症例15】

家族は反対・最悪の疎通性

Oさん　五〇代　女性　統合失調症

女性慢性期病棟からOさんが移って来た。退院の見通しは立っていなかった。Oさんは二〇代で発症し

※：九六ページ註参照。

入退院を繰り返した。県外の別病院を経て当院に転院し、既に二〇年余りの長期入院になっていた。前の病棟では残飯漁り、大声、落ちているタバコを喫《す》うなど問題行動が絶えず、身の回りのことができない状態だった。しばらくして治療の成果が出始め問題行動が次第に消退。時に大声を出す以外、穏やかに病棟生活を送れるようになり、さらなる病状改善を目指して開放病棟に転棟した。

ただ、どのように退院し社会生活に戻るのか、道筋は見えなかった。週一度の回診で私たちは本当に困ってしまった。Oさんが何を話しているか全然わからなかったのだ。滑舌がとても悪く内容は支離滅裂。口をほとんど開かずに喋るので聞き取れず、疎通性は最悪だった。どんな心配があるか？　困っていることは何か？　退院についてどう思うか？　どのような生活をしたいか？　質問しても頓珍漢な話題を持ち出すし、聞き取れないので進展はなかった。思考が滅裂すぎて、退院意欲さえ評価できなかった。

緒《いとぐち》を探すために、キーパーソンである妹に来てもらい話を聞いた。妹はどれほど大変だったかを語り、退院には強く反対した。面談で次のことを説明した。

①病院は治療の場であって生活の場ではない
②生活の場として、家族のもとに帰ることを押し付けたりはしない
③退院後の支援態勢をちゃんと整える
④再入院になるとしても、家族としてやってもらうことは、入院の同意についてだけである

それでも受け入れてもらえず、さらに面談を重ねた。その結果、妹は渋々ながらも見学を進めることに

同意してくれた。見学だけである。それでも私たちはひと安心した。忍耐強く付き合ってくれた家族に感謝した。主な課題二つのうち，家族に関する課題に解決の糸口がつかめたからだ。残るは，本人の「最悪な疎通性」「支離滅裂」をどう改善するかに絞られた。課題別の診たての（3a）が，（2a）にシフトした。

ここからが難題である。病状が改善してから施設見学に進むのか？　それとも疎通性が悪いまま見学を先行させるのか？　意見が分かれた。そこで病院全体で実施している長期入院患者さん向け「退院支援プログラム」に参加してもらった。年を隔てて計二回出席してもらい，そこで退院に関係したことを学び，経験してもらった。支離滅裂と疎通性の悪さに変化はなかったものの，私たちは本人に退院支援アパートを使ってもらい，ショートステイ事業の利用でGH側に本人の状態を評価してもらった。こうした退院準備を始めてから，Oさんとの会話が少しずつ成立し始めた。準備を進める場合，スタッフが段取りをつけると支援者の方が会いに来てくれる。

「（誰が来ますか）〇〇さん」
「（いつ来ますか）来週の火曜日」
「（何時に来ますか）午前一〇時に」
「（何を話しますか）退院した後のこと」

など，滑舌の悪さはあっても，いちおう最低限のことが通じる。段取りをつけて説明したことを，本人は覚えており，他の人に正確に話す力はあるのだ。退院支援アパート利用でも，次のような会話が可能だった。

「（今度利用するのは何ですか）退院支援アパート」

「（一人でいきますか）いや二人でいきます」

「（誰といきますか）□□さんと」

「（いついきますか）来週の木曜日」

「（何時に出発しますか）午前九時半」

など。こうした具体的で単純な質問なら、こちらが想定する範囲内で答えてくれた。滑舌の悪さを超えて内容は想像がつくのだ。ＧＨショートステイ事業利用についても、

「（先週泊まりにいったのはどこですか）グループホーム」

「（何泊しましたか）一泊」

「（泊まって何をしましたか）買い物に出かけました」

「（一人でですか）職員さんと」

「（何を買いましたか）お昼のお弁当」

「（他に何をしましたか）お風呂に入りました」

などと、何とか会話が成立していた。

「今度はグループホームへの退院ですか？」

「（まだ退院じゃないですよ）いつ退院になりますか？」

「（まだまだ先です。でも近くなってますよ）そうですか」

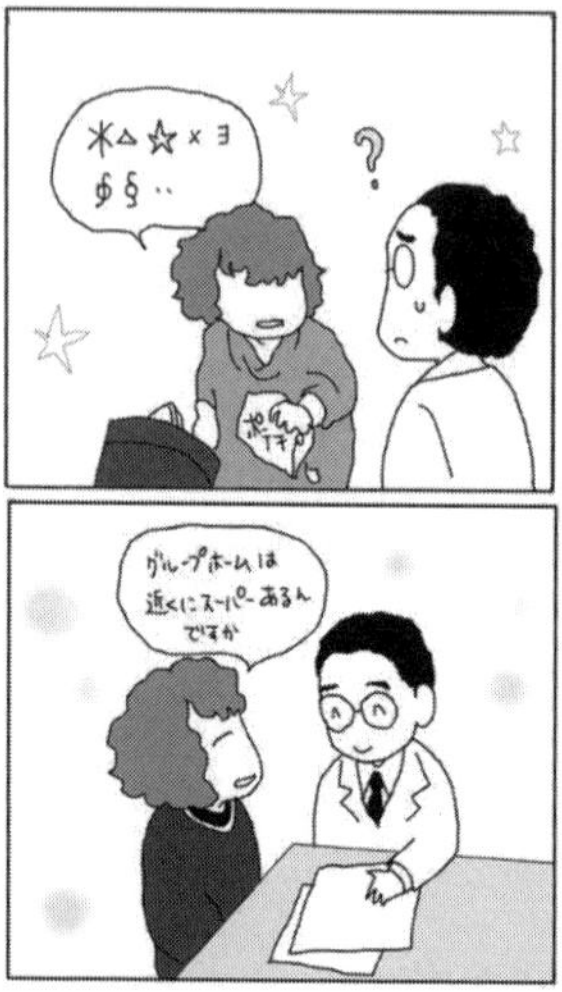
グループホームは
近くにスーパーあるん
ですか

「グループホームの近くにスーパーあるんですか？」

などという質問もしてくれるようになった。

どの会話でも滅裂さはほとんど認められなかった。以前の会話では、本人の妄想、関心事、過去の出来ごとが、会話の大筋の流れと無関係に脈絡なく混じるので、Oさんの答えは私たちの想像とあまりにもかけ離れていた。キーワードですら少しも聞き取れなかった。あたかも全然理解することができない、外国語を聴いているようなものだった。しかし、この段階では、限定的でも単純でも、両者に具体的な共有が可能な内容なら、問題なく会話ができるようになっていた。以前、本人は妄想の海の中を泳ぎ彷徨《さまよ》っていて、現実という陸上の出来ごとに関心もなく、私たちとの会話を成立させる必要もなかった。今はうって変わって、退院にどう取り組むかという共通の話題が出現した。そのことにより現実への足掛かりが生まれた。聞き直すことや頓珍漢な答えをする時もあったが、何を言っているかさっぱりわからない状況は一変した。

これくらいの会話が可能なら、支援者の助けを受けながら地域で生活できる。スキルを身につけることも可能である。私たちはそう確信した。さらに時間をかけ、準備を慎重に進めた。すると家族も本人が変化した姿を目にし、安心して病院に任せても大丈夫かな、と少しずつ思ってくれるようになった。GHを選んで申し込み、体験利用などを積み重ねた。Oさんはある GHへの入居が決まり、二七年間の入院生活に終止符を打った。退院準備を進める中で、支離滅裂さは影を潜め、本人の疎通性、対人スキル、生活スキルは劇的に改善した。スタッフと支援者に助けられて、本人が退院支援という精神療法によって大きく変化を遂げた。

支離滅裂、疎通性の悪さとは

本症例を振り返ると、支離滅裂、疎通性の悪さ、思路障害とはいったい何かと考えさせられる。支援者と一緒に取り組む具体的なことに話題を絞ると、Oさんとは会話が成立するようになった。もともと、説明したことを正確に記憶し、保持して呼び起こす能力は障害されていなかった。適切な支援を受けていれば、地域生活で最低限必要な疎通性は良好に保てる。Oさんが障害を受けている機能は、オープンクエスチョンないしセミオープンクエスチョンに対して、言いたいことや答えるべき情報を統合し、それを相手に伝わるように表現する能力とでも言えるだろうか。その機能は著しく障害を受けている。しかし、難しいことを訊かずシンプルな質問にする限り、もともとOさんとは会話が可能で、疎通性は悪くなく支離滅裂さも表に出なかったのだろう。あるいは、子どもに難しいことを難しい言葉と訊き方で質問し、それに対しての答えが、一生懸命に話している割には何を言っているか全然わからない。ただそういう類の状態だったのだろう。

ともあれ、私たちは劇的な変化を目撃して驚いた。Oさんは自分の支離滅裂な部分を自分から表現しなくなった。キチンと会話が可能になった。現実に一緒に取り組んでいることを共有しつつ進める支援こそが、本人の疎通性を劇的に改善させ、本人の思考の混乱を収めることができ、結果的に病状の明らかな改善を実感させたのではないか、と私たちは考える。そして退院支援の具体的な取り組みが本人の病状改善に役立ち、退院を勝ち取れたのではないか、と。

以上のように、Oさんは、課題別取り組みが（3a）から（2a）に移り、やがて課題と呼べるものが消退していった。退院準備ステージは1↓2↓3↓4↓Fへと移行し、退院の日を迎えることができた。

一点突破とそのまとめ

ここで、「一点突破」と私たちが表現していることについて少しコメントしたい。例えば、本章の症例のOさんで言えば、次のようになる。

家族の了承を得ることを、一点突破の第一のターゲットにした

←次に、ショートステイの利用など、具体的な退院準備に取り組んだ

←退院と疎通性の劇的な改善というアウトカムを得た

こうした取り組みを、私たちは紹介した症例一つひとつで、その都度行《おこな》ってきた。紙の上だけのそれぞれの症例紹介では、伝わりづらいところもあるだろう。巻末の資料として、本書の症例すべてにおいて、一点突破の要点と退院以外のアウトカムについてまとめた（二二七ページ）。一覧表を何かの参考にして

いただけたら幸いである。

常に何か具体的なことに取り組む

病棟の患者さん全員の退院を見定めて動くのは、かなりタイヘンなことである。患者さん全員の「何か」にいつも取り組む状態を保つのは、全体と細部を把握する総合力が必要である。例えば、退院準備ステージ2で方向性が見定められても満足してはいられない。何を具体的な一歩として選ぶかを決める必要があり、それに向けて実際に動き出さねばならない。それで初めてステージ3にステップアップすることができる。実際に動き出せば、次の細かなステップを刻むのは難しくない。何か具体的なことに取り組んでいれば、患者さんも退院への歩みが進んでいることを実感して安心し、その安心によりさらに意欲が増す。

誰がいつまでに?

患者さんの退院にプラスになることに取り組もうとアイディアが出された場合、誰が動いてそれに取り組むかを決めることは重要である。また、いつまでに取り組もうという目標の期限を具体的に決めるとなお良い。

必ず評価を

何かに取り組む場合、目標が曖昧にならないよう心がけたい。例えば入浴がきちんとできるように、を目標にするなら、一カ月に何回入浴できたかを後で評価できるよう、ベッド周りの壁にチェック表を貼って自分で書き込んでもらうなど数字で示すとわかりやすい。「作業療法に週二回いく」という目標であるならば、スタンプカードを用意して始まりの時刻にサイン（シール）をもらい、終了の時刻にもう一つサイン（シール）をもらえるなどして、誰が見てもわかるようにし、回診でもカードを見せてもらって大いに賞賛して励ます。

まずは家族の同意から

退院支援の具体的なスタートは見学にいくところである。その前に家族の同意を取る必要がある。同意は「喜んで」でも「渋々」でもどちらでも構わない。家族が任せてくれるかどうかが分かれ道である。ここは省略できない。退院に積極的でない家族の同意には根気と時間が必要である。主治医の出番である。言葉を尽くし、どれだけ本人の回復に役立つか、このままなら成長する機会がどんどん失われるばかりか、どんどん衰えてしまう状況になることを力説して説得に当たる。どんなに後ろ向きな「別に反対しない」という程度の返事であっても、同意が得られたと喜んでいい。

分水嶺は見学である

その次に見学である。今度は本人を動かすステージである。意欲があるなら大丈夫だが、意欲のない患者さんの場合は、やり方を工夫しなければならない。退院意欲、回復への意欲を転移（伝染）させる本格的なステージを潜り抜けてからたどり着く一里塚が見学である。見学にいけたら分水嶺は超え、後は細かなステップが続くだけである。

第11章 治療同盟とは何か？

家族の大変さに対する理解と寄り添い

統合失調症という疾患に限っても、患者さんの苦しみはもとより、家族が大変な思いをしている。病勢がコントロールできない時期の暴言、暴力、粗暴な行為、抱える葛藤、人間関係への影響、周囲の目や偏見、自立させてあげられない苦悩、将来自分たちがいなくなった時の不安など、あげればきりがない。統合失調症の発症率は約一パーセントと言われている。四人家族だとして、兄弟や姉妹とその家族、祖父母、甥や姪など八～一〇人くらいが関係するなら、人口の一〇パーセント近く、日本では数百万人から約一千万人が人生に影響を受けると言える。とても大変なことである。患者さんと家族双方への理解と寄り添いが、私たち医療者に求められる。

治療同盟

そこで治療同盟の話である。治療同盟という言葉は、精神科面接のテキストの中に出てくる。(※) 患者さんとの良好な「治療者－患者関係」と言えよう。治療者とクライアントがチームを作って、一緒に「病気」に立ち向かうのである。

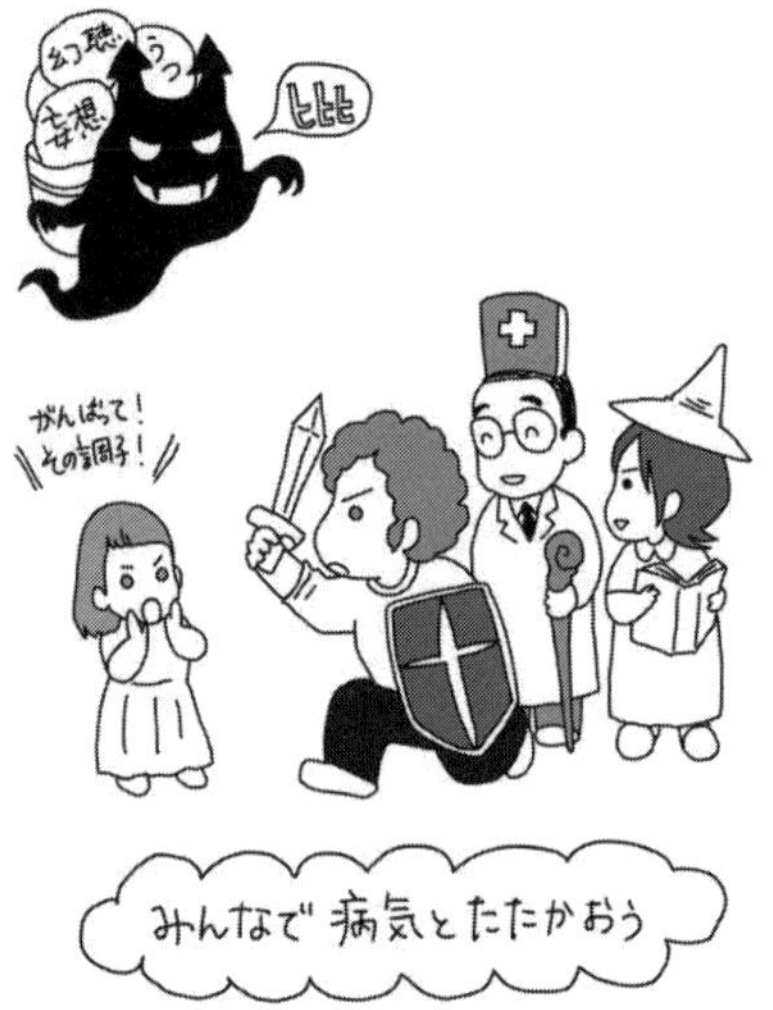
幻聴
うっ
妄想
ヒヒヒ
がんばって！
その調子！
みんなで病気とたたかおう

「病気」という目に見えない強敵

私は自分なりに少し尾鰭《おひれ》をつけ、患者さんと家族と支援仲間の皆さんに語っている。目に見えない「病気」という敵を擬人化し意識してもらうのだ。ともすると目に見えない「病気」は、猛威を振るって患者さんと家族を対立させる。暴力にまで発展することもある。患者さんと治療者の間にも敵対関係が生じやすい。患者さんから見る医療者は自分の自由を奪う敵であり、治療者からは「言うことを聞かない悪い患

※：Daniel J. Carlat〈(張賢徳監訳　張賢徳・池田健・近藤伸介訳)『精神科面接マニュアル　第三版』メディカルサイエンスインターナショナル（二〇一三)〉

者」に見えてしまう。家族と治療者の間にも溝ができ「主治医を替えてくれ」とか「あの家族のせいで治療が進まない」など敵対しやすい。三者がバラバラでは目に見えない敵である「病気」の思うツボである。

家族、支援者と三人四脚

本人には次のように話す。「入院になったのは家族が病院に閉じ込めようとしたのではありません。家族は回復して元気を取り戻し社会復帰するのを心から望んでいます。やむを得ず病院に治療を委ねたのです」。家族には次のように話す。「入院は本人が悪いのではありません。目に見えない『病気』が症状を起こさせ、本人も病気という敵の犠牲者なのです」。そして両者に話す。「医療者は患者さんとご家族両方の味方です。患者さんと家族と医療者で一つのチームを作って治療同盟を結びませんか。一致団結して手強《てごわ》い敵である見えない『病気』と闘って勝ちましょう。本人、家族、支援者の三人四脚が続けられたら病気に勝てます。チームワークが良ければ良いほど、早く回復して退院も近づきます」と。

治療同盟が成立するかギリギリの闘い

入院したばかりでも長期入院でも、こうした話が通じればあとは早い。ただし言語による共有が難しい方ほど、家族や医療者どうしの治療同盟形成と維持が特に重要になる。次にあげるのは言語表出が難しい方で、治療者側が治療同盟を読み誤りそうになり、ギリギリで踏みとどまった症例である。

【症例16】

奇異行動、問題行動の嵐

Pさん　四〇代　男性　統合失調症

Pさんは大学卒業後にエンジニアとして働いていた頃、視線が気になるなどの症状で統合失調症を発病した。自殺未遂を繰り返し当院入院となった。不安焦燥が強くふるえもあり、いわゆる緊張病型と言える症状が特徴的だった。本人は自分の気持ちや要望を話せず、ほとんどベッドで横になり閉じこもっていた。リハビリを勧めて作業療法室に出かけてもらったが、五分といられずすぐに戻って来た。強い不安を思いやりつつ、慣れてもらうために五分を一〇分、一五分、三〇分、一時間と増やし、回数も一週間で午後一回だけだったのを、二回、三回、四回、五回と次第に増やしていった。作業療法室にいる時間が増えるにつれて、簡単な質問に「はい」「いいえ」「大丈夫」「まだです」「退院はいつになりますか」などと応じてくれるようになった。いつの間にかふるえは消えていった。

その頃、周りで奇妙なことが起こり始めた。同室他患者のコップがなくなる、メガネがなくなる、病棟から同室他患者にあずけたナースコール（リモコンのようなもの）がなくなる、など。それらは、病室やトイレの窓から放り投げ捨てられたように建物外で見つかった。本人のベッドを別の部屋に移すと、新しい部屋の他患者さんの持ち物が被害に遭い、前の部屋での被害はなくなった。

また、共有の洗濯機や乾燥機がよく停止した。洗濯が終わる頃に洗剤が入れられるという迷惑行為も出現したため、洗濯機や乾燥機を見張り、フェイクのスイッチを張り付けておいた。すると予想通りPさんの仕業であった。スイッチを何度も押そうとしていた。現行犯である。本人と話し合うが、なぜその行為をしたのか、言葉で説明せず内省も見られなかった。

迷惑行為はエスカレートした。スタッフの手薄な夜勤帯に、本人が看護室のガラス窓を開けてカウンター越しに中に入り、デスクの引き出しを開けていたのだった。その夜、たまたまガラス窓のカギをかけずに薬を配りにいった隙のことであり、戻った看護スタッフが彼を見つけた。幸い、医療機器や電子カルテを操作するパソコンが壊されるとか、電子カルテが覗かれるとか、重要書類が紛失するとか、医薬品が荒らされるとか、大事に至ることにはならなかった。それにしても事件である。本人に注意しても同じように内省なく言葉でのやり取りが全くできなかった。

とうとう迷惑行為と呼ぶレベルを遥かに超える出来事が発生した。女性患者さんが後ろから蹴られた。彼女の証言はPさんにやられたというものだった。他の患者さんたちにも注意を促すと、目撃者が名乗り出てくれて、Pさんが廊下で女性患者さんを後ろから蹴ったという証言が得られた。まず両方の家族に一報を入れ、被害患者さんの診察と検査を慎重に実施した。幸い被害に遭った女性患者さんは打撲程度で、痛みは残ったものの骨折や捻挫などはなく、内出血も軽微なものだった。Pさんを呼んで直接話を訊いても、なぜそのような暴力行為をしたのかを言葉で説明せず、黙ったままを通した。それどころか「やってません」「ボクじゃないです」と、暴力行為そのものを否定した。病棟としては大事件である。しかも以前の数々の奇妙な問題行動のいき着く先が、他患者への暴力だったのである。

緊急事態に私たちは困った。普通ならPさんの行動を制限する。被害にあった女性患者さんを守り、再発防止の策を講じる。ところが私たちの病棟には保護室がない。当時は満床に近く、多床室（大部屋）を一人部屋扱いとして施錠することもできない。身体拘束か？　Pさんの男性慢性期病棟への転棟か？　暴力に対して、病棟としてどのように毅然とした態度を取るのか？　すべての患者さんの安全を守り、治療環境を適正に保つ必要があった。ここで下す私たちの判断がそれらを決めることになる。またPさんの治療や退院のゴール設定、入院期間の長短、本人の今後の人生に著しい影響を及ぼすことにもなる。入院はさらに長期化し、一生入院ということにもなりかねない。私たち病棟スタッフは、さまざまな意味で重大な岐路に立たされた。私たちは断続的に話し合い、本人を男性慢性期病棟に転棟させるか、現病棟のまま身体拘束をするか、意見は二分された。問題山積の患者さんを他の病棟にお願いするのは丸投げであり、他病棟スタッフが受けてくれるかどうか、わからない。この病棟で身体拘束する方向に傾きかけたその時、一人が次のように違う考えを述べた。

「Pさんの場合、急性期の他の患者さんと違うことは、精神運動興奮状態ではないってことですよね」

「ふるえてばかりいた彼が、活動的になってきた矢先に起こったことですし」

「身体拘束以外に再発を予防できないものでしょうか」

と。この意見をきっかけに焦点はPさんの病状をどう評価するかに移った。

結局、私たちは次のような方針を採用した。

①被害患者さんは別の病棟に移ってもらう
②本人には直面化を図るが、事実を淡々と説明するにとどめる
③行動制限は行動範囲を病棟内とするにとどめる
④薬物療法を徹底的に洗い直す
⑤病棟の他の患者さんたちには「迷惑だ！」と明確に主張してもらえるように、患者さん全体が集まる会で、話をオープンにして周知する

加害患者さんを別の病棟に移して治療をお願いするのではなく、今回は逆にした。被害患者さんを他に転棟させて次の被害に遭わないよう守り、Pさんの治療を自分たちの病棟で最後まで責任を持つことにした。彼の病歴、病状を理解し、病気の特性、これまでの奇異な行動や問題行動を全部見てきた、私たちの病棟が治療に当たるのがベターと考えた。他患者さんたちには周知を徹底し、迷惑行為の被害が再発しそうな場合には声に出してもらうことにした。Pさんにも病棟の皆の雰囲気を肌感覚で知ってもらい、迷惑行為の抑止に期待したのである。また今回の場合、身体拘束は治療的な意味がなく適切ではないと判断した。本人は、誰彼の見境なく暴れる精神運動興奮状態とは言えなかったからである。ただし行動範囲は狭めて、しばらく病棟内で過ごしてもらい、やがて同伴散歩や同伴で作業療法室に通うことを目標にした。本人の病状から、言葉によって内省を促したり、もう二度と迷惑行為をしないという決意を引き出したりするのは困難と考えたが、事実を淡々と繰り返し説明し、ソフトな直面化を継続する方針とした。

両親は既に他界していて、弟がキーパーソンだった。騒ぎはまだ収拾していなかったが、とにかく今後

の方針について話し合い、迷惑行為、問題行為、暴力事件について共有して、私たちの立てた方針を理解してもらった。迷惑行為が続く不安を抱えつつも、弟は本人の自宅退院を強く望んだ。そこはPさんが両親と一緒に住んでいた家で、本人が一番親しみを持っていたので、そこに戻ろうと励ますことで回復への意欲を保ってくれるだろう、という話だった。正直なところ私たちには無謀に思えた。最初は、支援者の見守りのもとで、生活を立て直す練習をするのが妥当と考えた。しかし、私たちはここでも迷いながら次のように決断した。Ｐさんは、今は奇異行動や迷惑行動が止《や》まないものの、私たちの病棟に来た時には、ただふるえながら自分のベッドで一日中過ごしているだけであった。時間をかけて働きかけたところ、本人は私たちの提案に応えて、少しずつ自分のベッドから離れて過ごすようになった。迷惑行為が出現する直前までは作業療法室に通って、そこで一定時間過ごす目標に向けてずいぶんと頑張った。そういった回復への促しに何か問題があったわけではない。ここで大切なのは回復したいという意欲なのではないか。意欲の源泉は、住み慣れた自宅に戻りたいという目標なのかもしれない。本人の意欲を大切にし、それをエンジンにして、今後も回復を支援するのが望ましい。以上のように考え、家族の気持ちを尊重する方針としたのである。本人をお呼びしてこの方針を共有し、私たちがPさんの味方であることを伝えた。家族も一緒に応援していることも合わせて伝えた。もちろん迷惑行為については絶対にしないようにと言葉かけをし、「しない」と口に出してもらった。

それから長い時間をかけての退院準備に戻った。まずは行動範囲を病棟内に限定し、奇異行動や迷惑行動が再発しないか注意を払って観察し、徐々に院内同伴散歩に切り替えた。スタッフ同伴で作業療法室に通うところから再スタート。明らかな問題がなければ院内単独散歩にして自力で作業療法室に通ってもらった。月に一度くらいの割合で家族が来て、外で一緒に食事を摂ったり自宅の様子を見に同伴外出してもらったりした。時間はかかったが作業療法室に毎日通えるようになった。迷惑行為の頻度は明らかに減った。たまに同室他患者のコップがなくなることがあったものの、自分がやったことを認め「もうしない」と約束するなど、振り返りが可能になっていった。

また、地域移行支援の病院外スペシャリストにもかかわってもらうことにした。自宅への試験外泊にトライし、それを繰り返した。退院後に通えそうな他院のデイケアを紹介してもらい、そこへの試験参加もした。その経過の中で、本人からは

「夜中に途中で目が覚めます」

「デイケアで○○の工作をしたが、普段経験できないことで楽しかった」

など、これまでにない発言も出るようになった。疎通性の向上は回復の指標である。本人自身が症状回復を実感できてきたのだった。やがて暴力行為はおろか迷惑行為もなくなった。買い物、食事、通院について検討し、ヘルパーさんがほぼ毎日入るように計画を練った。最終的なカンファレンスを経て、本人は晴れて自宅への退院を勝ち取り、外来通院を開始した。ガイドヘルパーさんの力を借りて、遠い道のりを二週に一度のペースで通院し始めた。いまでは訪問看護が毎週入り、ヘルパーさんが週に四日入り、自宅近くの精神科クリニックのデイケアに、週に二度通所している。

敵を見誤りかけた危機

薬物療法の工夫はもちろんだが、Pさんが退院準備の具体的な一つひとつの行動に取り組んで、ようやく回復が実現した。ステップを一歩一歩上りながら健康な自分を取り戻したのである。また自宅に戻りたいという「意欲」があったからこそ退院に漕ぎつけられた。

振り返ると、暴力行為を起こして緊急事態となった時がポイントだった。私たちは判断に迷い、病棟の危機でもあった。本人の治療も進め、他の患者さんすべての安全と治療環境を守らねばならない。別の病棟に丸投げする転棟依頼か？　いやそれではPさんの治療がゼロからのスタートになってしまう。とすると身体拘束か？　実際その方向に傾きそうだった。ただ一つだけ言える。当時の私たちは、問題を起こす困った厄介な患者をどうしたらいいのかと考えそうになった。困った患者をどう処遇するかという「問題」を取り扱いそうになり、「病気」が本当の敵であることを忘れかけていた。口先では「私たちはチームを作って目に見えない敵と闘います」と言っておきながら、当の自分たちが見えない「病気」という敵を見誤りそうになっていた。病気ではなく、問題を起こす困った患者に焦点を当ててしまうことは敵の思うツボなのだ。「病気」を敵と考えずに「患者さん」を敵として扱うことになるのだ。イチバンの危機は、患者さんでも家族でもなく、病棟の他の患者さんでもなく、病棟スタッフの一人である私の心の中に訪れていた「敵を見誤りそうになったこと」なのである。

しかし幸いにも、「身体拘束以外に再発を予防できないものか」というひと言で、私たちは別の方向に舵を切ることができた。我に返り私たちは見えない「病気」が共通の敵であると気づくことができたのだ。それにより「悪い患者さんを懲らしめる」スタンスを取らずに済んだ。患者さんを味方として受け入れて寄り添い、これまでの治療をさらに進める方向性に戻すことができた。スタッフで慎重に話した時、家族を呼んで話し合って本人と治療方針を共有した時、皆が一緒になって正解を探すことにより、治療同盟が適切に形成されたのである。退院して地域生活を送るスタートに立てたのは、治療同盟の成果である。Ｐさんは家族や治療者と一緒に困難を乗り越えた。見えない「病気」という敵に対して家族や医療者と一緒に勝利した経験を、今後も病状再燃の予防に役立ててもらいたい。

家族、支援者と三人四脚

二例目は、私がまだ病院全体の退院支援委員会の存在などを知らず、チーム医療とは何か、ということもわかっていない頃に主治医として担当し、手探りと体当たりでご自宅への復帰を支援した症例である。退院はムリだ、退院しないと言っていた患者さんを、家族の了解を得てまずアパートに退院してもらい、その後、ご自宅の「離れ」に移るところまで見届けた。文字にしてまとめるとたった二〜三行で収まるのだが、紆余曲折を含めて詳しく紹介しよう。

【症例17】

家族との共同戦線

Qさん　五〇代　男性　統合失調症

高校在学中、奇異な言動と暴力が出現して発病。入院して薬物治療、退院後の怠薬、病状再燃して入院というサイクルを数回繰り返した。病状増悪時の父親への暴力や器物損壊など粗暴行為が著しかった。私が担当したのは入院一九年目のことだった。入院時を知る職員によると、本人は職員のかかわりを拒む鋭い目つきと険しい表情だったらしい。家族は受け入れ拒否であった。

病歴を見てから直接お会いすると意外だった。Qさんの表情に険しさはなく、穏やかで礼節が保たれていて、集団生活に何の問題もない状態であった。これ以上入院生活を送る意味がないほど病状は回復していた。回診では、

「ご苦労さまです」
「よろしくお願いします」
「作業療法には毎日いってます」
「みんなよくしてくれてます」
「特に不満はないです」
「入院は長いです」

「一九年になります」

といつも丁寧な言葉で応対してくれた。回診の日に部屋を空けることは一度もなかった。

「(将来はどうしたいですか) ずっと病院にいます」

「家に帰れるならそれが一番いいんですけど」

「家に退院するのはムリなんで」

「(グループホームとか?) いやいかないです」

「(見学だけでも?) いやオレは大丈夫です」

「いかないです」

というやり取りから、自宅退院を望んでいるがムリで、自宅以外への退院はしない、という決意が窺えた。私は何度も同じ内容の誘いや提案を試みたが、Qさんの気持ちが変わることはなかった。

私には退院の道筋が見えなかった。だがしばらく経ってから受け持ち看護師が説明してくれた。

「お父さんがキーパーソンです」

「以前、本人から暴力を受けたことがあるので、自宅への退院は歓迎していません」

「ただ、以前こちらに来てもらってお話をうかがったことがあります」

「どこか別なところに退院して、そこでちゃんと生活してほしい」

「そこでちゃんと生活できたら、自宅に引き取ってもいいと言ってくれました」

「病院の近くにアパートを借りてもらって、そこに退院するのはどうでしょうか」

「退院前の一定期間、アパート暮らしを練習する必要があります」

「本人は入院が長いので、一人暮らしの能力はないと思います」

「見極めの意味でも、一定期間は本人の能力を評価しないといけません」

「その間、病院費用とアパート代と両方を支払わないといけないんですけど」

と。私にはとてもいいアイディアに思えた。ただ家族が本格的に検討してくれるかどうかわからなかった。本人もすぐ提案に乗るとは考えにくかった。


とりあえず、私たちはまず家族と面談した。退院の可能性について相談し始めることにした。ご高齢の父親は過去に暴力を散々受けたにもかかわらず、受け持ち看護師の説明通りの発言をしてくれた。自宅以外に一回退院して一定期間一人で生活し、それで大丈夫なら自宅敷地内の「離れ」に戻ってもいいと言ってくれた。同席した姉や妹は、

「どうせうまくいかない」

「心配だ」

とは言ったものの、

「父がそこまで思っているなら反対しない」

と言ってくれた。話し合いの結果、まず家族が病院近くにアパートを借りる、そこへの外出と外泊を繰り返して練習する、いったんアパートに退院して生活の練習を続ける、その一年後にアパート暮らしから自宅に移る、という計画を立てた。

本人は、

「オレやっぱりムリですよ」

となかなか決断できなかった。何度話しても首を縦に振らない。ただ当時は新棟建設中で，それに伴う病院全体の病棟再編成が予定されていたため，本人も含めてたくさんの患者さんが別の病棟に移ることになっていた。どうせ新しい環境にいくならアパートにいきましょうと本人を説得した。新しい病棟に移ることとアパート退院を天秤にかける必要があり，時間が迫る中でQさんはアパート退院を決断した。さっそく家族と協力して病院近くのアパートを探した。契約には病院スタッフと家族も立ち会って本人が署名した。何度かそのアパートを日中利用し，何ができそうで何ができないかを二カ月間評価した。私もアパートに同行した。本人には電話のかけ方，電話番号の調べ方，お米の研ぎ方などスキルらしいものがほとんど認められなかった。テレビも見ないと言ったので購入しなかった。さまざまな不安がある中，最低限のことを教えて準備をした。とうとう病棟再編の前日になった。こうしてQさんは病院近くのアパートに退院した。


退院直前の話し合いで，父親は要望を出された。

「今後も定期的な話し合いの場を設けてもらえませんか」

と。私たちはそれを聞き入れ，二カ月に一度，本人，家族，支援者で面談を繰り返し持って，計画がスムーズに進むように支援を続けることにした。

退院したものの，コトはなかなか思い通り運ばない。本人は，
「退院したのは失敗でした」

「入院させてください」

「お願いします」

「アパート暮らしはムリです」

「やることがないんですよ」

「寂しいんです」

「自宅に帰るのもムリです」

と訴え続けた。家族を交えた面談の時のみならず、連日、病院でスタッフを待ち伏せするように見つけては、

「入院させてください」

と懇願した。担当スタッフ一同を毎日困らせるほどだった。私も二週ごとの外来定期診察のほかに臨時受診を何度も設定して励まし続けた。とにかく毎週、毎週、毎週、毎日、毎日、毎日、毎日、同じことが繰り返された。短気な私は内心思った。こんな苦労をするなら入院してもらっていた方《ほう》が遥かにラクだ。貴重な時間が浪費されていく。何のために退院させたのか。退院させたのは間違いではなかったか、と。


逆に良かったのは、そうしたやり取りの中で必ず、本人は私たちの説得に応じてくれたことだった。躊躇《ためら》いを言葉にして職員に相談できたこと、そして考えを柔軟に変えられたこと、そこがQさんの素晴らしいところであった。時間が経って定期的な面談の四回目を迎えた。その席上で本人はようやく、

「何とか慣れました」

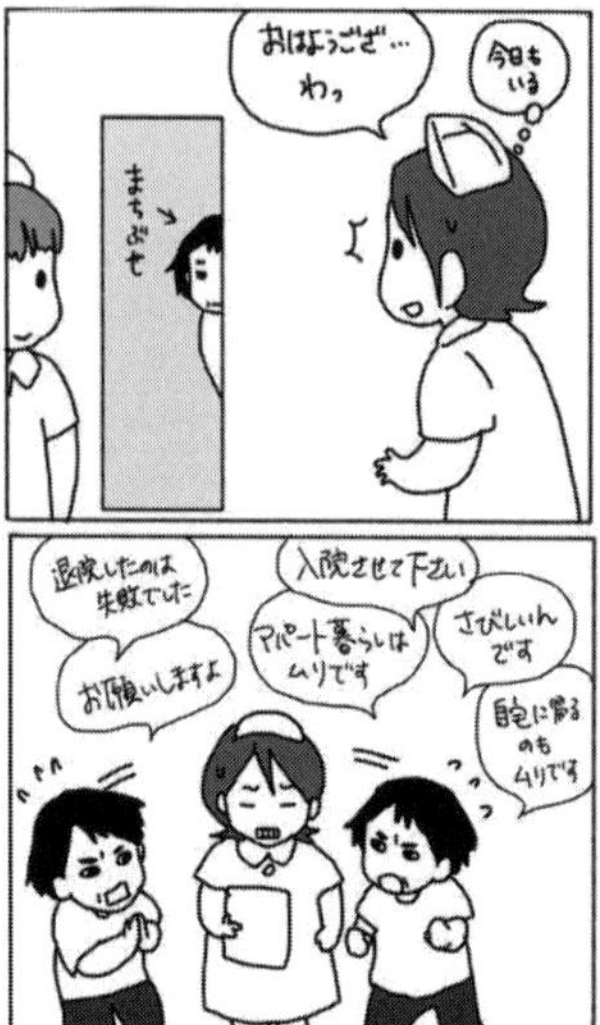

「家に帰るのが楽しみです」

と言ってくれた。アパート暮らしに馴染み、週日の日中は病院のデイケアや作業療法室に通い、土日の日中はアパートで過ごす生活にメドがついた。ようやく自宅への外出を試みる時期になった。


ところがである。今度は、本人が家族の意向を無視した身勝手な行動をとり始めた。アパートまで送ると家族から言われたのに断ったり、家族からの差し入れの品を頑なに受け取らなかったりした。自宅外出する前日に家族に電話をかけ、

「明日は始発の電車で帰宅する」

と一方的に宣言した。常識的な時間帯に変更するよう提案しても頑として聞き入れず、

「それならやめる」

と自宅外出の計画が流れてしまった。


そのような状況だったので、次の定期面談では家族が本人を一方的に責めた。身勝手な行動をきつく注意し、過去に起こした暴力や迷惑行為を思い出させ、

「自分の希望が通らないくらいでヘソを曲げるなら、家に帰ってもまたクスリをのまなくなって暴れるに決まっている」

と決め付けた。同席している医療スタッフは顔を見合わせて困惑してしまった。翌日からは、

「入院させてくれ」

「自分にはムリだ」

「やっぱり社会ではやれない」

と本人が再び完全に後ろ向きになってしまった。

私たちは困った。いき詰まってしまった。どうすればいいのか。都合をやりくりして院内支援者だけで集まり、次の方針を決めた。

①病院側がまず家族と面談する

②本人と家族との電話でのやり取りを自粛してもらう

すべて病院側が橋渡しをする

③自動的に一年でアパートを引き払わない

一年で自宅に住居を移す方針は変更する

④アパートと自宅暮らしの割合を決める

自宅に帰るのは日曜だけ、土日だけ、週日もう一日増やして自宅は週三日だけ、四日だけ……

と徐々にステップを踏み、長い時間をかけて進める

以上を家族にまず提案することにした。家族と病院スタッフだけで話し合ったところ、③と④についてはスムーズに受け入れてもらえた。ただ②に関連して付け加えるように、

「過去の暴力や迷惑行為の数々を本人に突きつけて非難するばかりでなく、もう少し支持的な言葉かけをしていただけないか」

と提案したところ、

「家族としては死ぬ思いをしました。それをなかったことにはできません」

と正直な思いを吐露された。そのため本人を励ます言葉かけには強い抵抗があった。そこで重ねて次のように提案した。

「医療者も患者さんから暴力や暴言を受けることがあります」

「しかし、その時には患者と病気を、意識して分けて考えるようにしています」

「病気に操られているんだなと見なしてはいただけませんか」

「Qさん個人は私たちの味方であり、病気という敵と戦うチームの主役です」

「同志として受け入れているメッセージを発してもらえると助かります」

と。すると姉は、

「父はそういう見方をしていると思います」

「私も他の兄弟も、本人には自宅に帰ってきて欲しいと思っています」

「もしそう思っていなければ、そもそもこういう話し合いの場には来ません」

「ただ過去の過ちはもう二度と繰り返して欲しくないだけです」

と語ってくれた。私たちはもう充分だと思った。本当に大変だったのだ。この瞬間、家族と気持ちが通じ合えたと感じた、本当に貴重なひと時だった。

家族と医療スタッフの面談で話し合った内容②～④を本人にお話しした。特に、

「家族が戻ってきて欲しい」

と語ったことをお伝えして励ました。家族との直接のやりとりはやめてもらい、病院側がすべて仲介した。合意した予定に従ってアパートから自宅への外出と外泊を試しはじめた。その頃には、もう本人が私

たちを院内で待ち伏せすることはなくなっていた。家族を交えた話し合いも定期的に続けたが、内容はいつも穏やかで、話し合いの度に次の話し合いまでの計画を立てた。このように少しずつのステップアップを図った。話し合いで決めたことに従う姿勢を本人も貫いてくれた。

予定よりも長い時間がかかったもののQさんは「離れ」への帰宅を勝ち取った。それを本人は『退院』と表現している。

「退院して良かったです」

と。病院から自宅までは遠かった。物理的な距離も、障害物を乗り越えてのゴールまでの道のりも。

本人と家族は地元訪問看護スタッフが自宅に来るのを忌避された。周囲の目も気にされたのだろう。そこでも思案したが、病院は、地域が遠かったのに、病院からの訪問看護を入れることにしてくれた。そうした支えもあり、退院後、忠実に通院、服薬、デイケア通所を継続し、デイケアでは漢字検定を含むさ

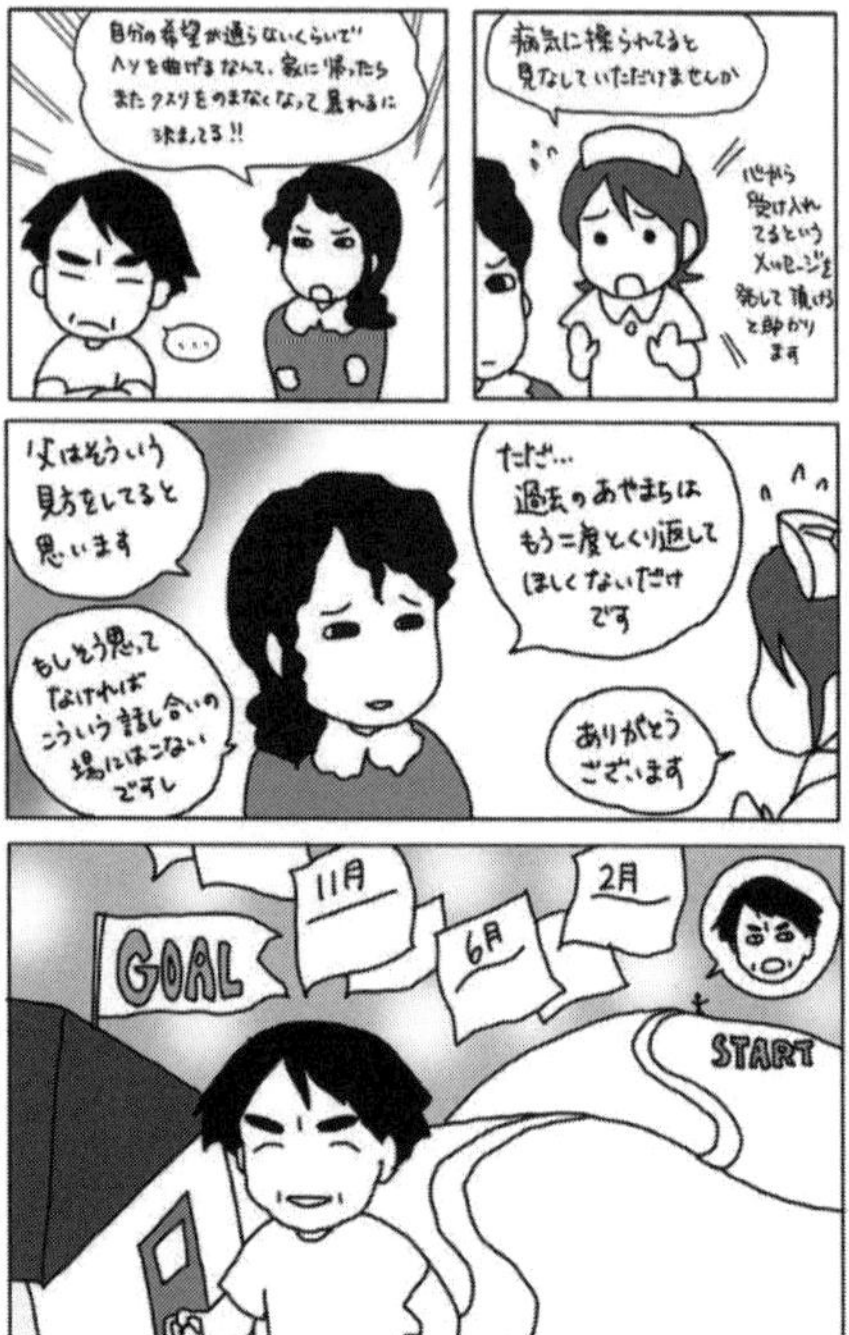
自分の希望が通らないくらいでヘソを曲げるなんて、家に帰ったらまたクスリをのまなくなって暴れるに決まってる!!
病気に操られてると見なしていただけませんか
心から受け入れてるというメッセージを発して頂けると助かります
父はそういう見方をしてると思います
もしそう思ってなければこういう話し合いの場にはこないですし
ただ…過去のあやまちはもう二度とくり返してほしくないだけです
ありがとうございます
GOAL
11月
6月
2月
START

まざまなことにチャレンジしてスキルを身につけている。作業所に通って農作物を育て、販売する仕事も経験した。労働を通してでなければ得ることのできない幸せも感じてもらった（参照：コラム〈7〉七八ページ）。暴力の再発はない。本人の安定と成長を見て、当初は強く心配した姉と妹も、心の底から納得してくれた。ご高齢の父親の喜びと安心もいかばかりかと思う。退院に加えて地域に定着してもらうことによって初めて、私たちチームの精神療法は、本来の役割を果たせるようになったのである。

治療同盟の実際

治療同盟の大前提とは次のようなものである。

「あなたは受け入れられている」

「あなたの回復が皆から望まれている」

「敵は病気だ」

「ここにいる人たちは、みな仲間である」

「『見えない病気』という敵と闘う仲間である」

「仲間を信頼し、自信を持って、敵である『病気』に打ち勝とう」


こうしたことを本人には繰り返し話す必要がある。他方、Qさんの場合は家族にも足並みを揃えてもらう必要があった。家族との面談の結果、強い抵抗があったものの、家族は治療同盟を結成する提案を受け入れてくれた。そうでなかったら、恐らく本人が絶望して自暴自棄になっただろう。問題行動をまた起こして再入院となってしまったかもしれない。そもそも二〇年の長きにわたって入院生活を続けたQさんは、入院という環境のもとで過度に守られていた。高校生時代以降を含めると二〇年どころではない。四〇年前後、自己の成長の時計が停止していたのである。本人を含め誰もが諦めるほどの長期入院であった。社会で必要なスキルを身につけるチャンスはどんどん失われていた。本人を含め誰もが諦めるほどの長期入院であり入退院の繰り返しであった。本人自身が既に否認しかけていた「自宅へ帰りたい」という思いを汲み取って育て、家族の理解と協力を取り付けて退院にまでこぎ着けた。それだけでも奇跡だった。

ただ退院後も、当初の想定を超えて困難な足取りだった。面談を重ねながら自宅復帰を進めていく取り組みは、大変な手間がかかった。患者や家族が諦めそうになるのを、こちらが必死で押しとどめた。我々が匙《さじ》を投げたら治療同盟は粉々に砕け、敵である「病気」に負けてしまう。何より、かつて暴力によって心身両面で甚大な被害を受けながらも、本人の帰宅を受け入れてくれた家族の存在があればこそ、息の長い支援が可能となった。また、本人が病気を受容して服薬を続け、迷いや不安を言葉にして相談し、私たちの説得を受け入れて治療に協力してくれた賜物である。Qさんのようなケースは、さまざまな意味でモデルとなった。

治療同盟を別の言葉で表すと

私は治療同盟という響きが好きで意識的に使っているが、別の言葉で表現しても構わない。一緒に仕事をしていた仲間の一人は、「患者さんと手を組む」「ご家族と手を結ぶ」という言い方を積極的に使っていた。おおむね同じような意味である。私は「目に見えない敵」「病気」を擬人化している。患者さんと病気を意識的に分ける。患者さんは病気を外在化させることで病識を深めるチャンスを手にし、回復にもっと希望を抱けるようになる。家族も本当に大切なものは何か見失わなくて済む。私たち医療者も患者さんの治療や回復を、より客観的かつ具体的に意識して取り組めるようになる。

治療同盟なくして退院支援なし

私たちは全体像を見るのが上手《うま》くない。大きな目標を見失いがちになる。独りよがりに陥りやすい。失敗やうまくいかない時の原因探しが大好きである。見えないところで手を差し出してカバーすることに慣れていない。これらはチーム医療にとってプラスに働かないどころか害を及ぼす。しかし私たちは考えている。「治療同盟」は私たちのマイナスを覆い隠して、プラスに転じさせることができる。「治療同盟」はチーム医療を具体化するカギを握る。「治療同盟」は私たちが頭に入れておくべき、チーム医療の重要な概念（コンセプト）であるのだ。

退院支援には精神科病棟で高度なレベルのチーム医療が要求される。地域移行支援、地域定着支援においても、医療と福祉との連携プレーが求められる。できるだけ高い次元でチームの総合力を発揮して初めて、一人の患者さんを地域に送り出して定着してもらうことができる。そのカギを握るのは「治療同盟」であろう。「治療同盟なくして退院支援なし」である。

第12章　退院支援の醍醐味とは?

退院支援という不思議な言葉

思うに、「退院支援」はそれ自体が不思議な言葉である。第2章「なぜ退院なのか?」で記したように、病院は患者さんの「治療、回復、社会復帰を手助けする一時的な場所」である。もともと長期間生活する場ではない。長期入院であっても、患者さんに退院してもらうのは当然である。その手助けも至極当たり前である。それをわざわざ「退院支援」という言葉を使わざるを得ないところに、患者さんと家族と私たちが抱える課題の複雑さや深刻さがある。

退院支援の醍醐味

長期入院者をいくら退院させても、病院内でインセンティブがあるわけではない。学会などで評価されることもない。繰り返すが、それは当たり前のことであるから。全く退院させなくても咎められることもない。ところが実際は、苦労して苦労して、我慢して我慢して、工夫して工夫して、試して試して、それを繰り返し、ようやく一人退院させられるかどうかである。ルーチンワークだけでも時間に追われるのに、プラスして苦労をわざわざ背負いこむなど単なる物好きかもしれない。しかし、九九・九パーセントが苦労の連続でも、長期入院患者さんの退院を迎えたその日にすべて報われる。誰に認められなくても、なすべき当たり前のことをして、退院に少しでもかかわることができた喜びの時を迎える。そこに退院支援の醍醐味がある。この仕事を続けると、やがて五年以上の長期入院者は減るだろう。自分で自分の仕事を奪うような働きである。だがそうなると次は、長期入院患者さんを生まない早期介入の仕事に焦点が移っていくだろう。

再診外来の様子

重症の長期入院患者さんが退院すると、外来は毎週にすることが多い。入院中とあまりにも環境が変わるので、せめて週一の回診でお会いしていた頻度を外来でも維持する。退院して良かったと振り返る。本人なりの自立生活やエンジョイしている姿を見せてもらう。多くの方は成長しステップアップしている。これも醍醐味の一つである。

病棟を変容させるダイナミズム

長期入院者の退院は、いい仲間、協力者、地域の福祉に携わる方たちとの信頼関係、理解のある病院トップや経営陣に恵まれて初めて可能になる。患者さん自身の退院への意欲は内側から湧いてくるものではない（第7章）。病棟スタッフがルーチンワーク以外に時間を割いて、長期入院者の退院に取り組むようになるには時間がかかる。あれもこれもなかなか思い通りにはいかない。ただし、多くの仲間の協力を得ながら成功した体験を一例、一例と積み重ねることにより、病棟の空気は一変する。病院全体としても、難しい患者さんでも「退院させるのが当たり前」という本来の機能に目覚める。退院支援には、患者さんや病棟や病院を変容させるダイナミズムの素があると、私たちは考える。

薬物療法の重要性と精神療法

薬物療法の役割については疑問の余地がない。特に、陰性症状を改善する向精神薬の登場やデポ剤の導入は、患者さんのＱＯＬ改善に大いに貢献している。患者さんが地域で暮らせるようになったのは、向精神薬の進歩のおかげである。加えて、薬物療法と組み合わせて、「退院支援という精神療法」は、さらに有効な治療法になっていると私たちは実感している。これまでの症例で示してきた通り、退院に取り掛かってから、患者さんが例外なく多少なりとも変容を遂げたからである。

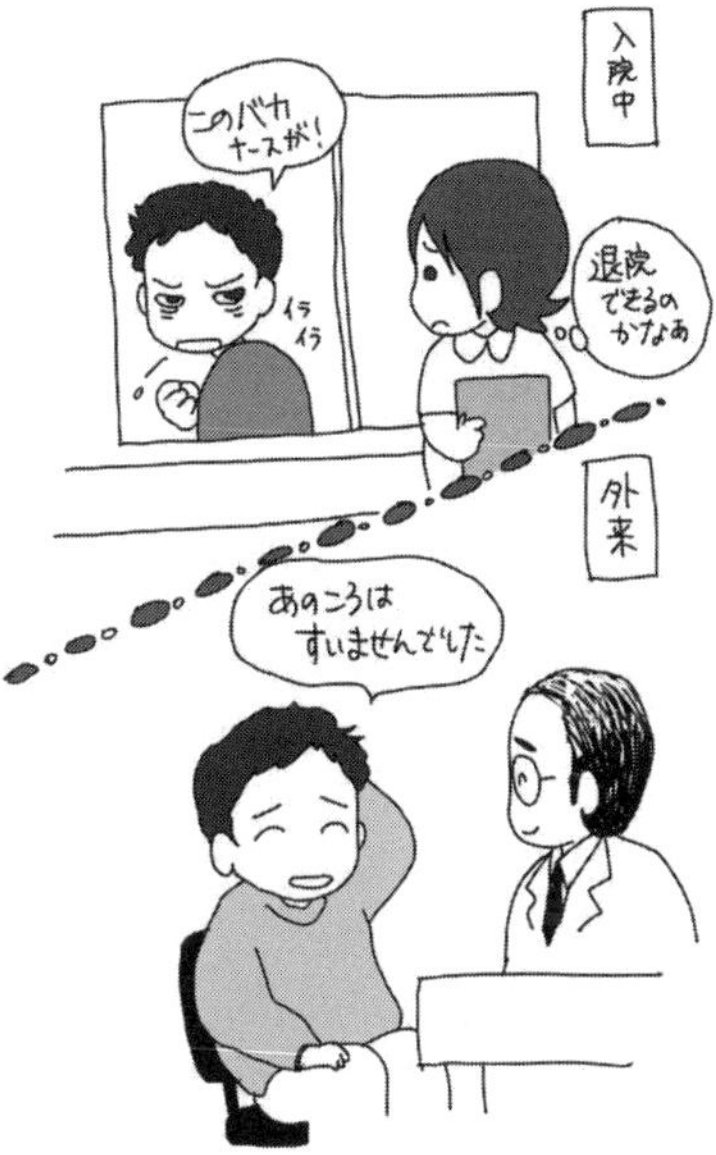
入院中
このバカナースが！
退院できるのかなあ
イライラ
外来
あのころはすいませんでした

変貌の実例（1）

実例を示そう。まず、誰もが陰性感情を持つほどの患者さんが「ありがとう」「お世話になります」と言える人に変化するのを目の当たりにした症例である。

【症例18】ありがとうと言える人に

Rさん　五〇代　女性　統合失調症

Rさんは二〇代で統合失調症を発症。二カ月ほどの入院歴が一度、他の病院への通院歴が一定期間あったが、充分な治療は施されずに経過した。四〇代終わりのある年、妄想対象の女性に暴力をふるって警察に通報され、ある精神科病院に措置入院となった。退院を目指すには自宅近くがいいだろうという判断で当院に転入院して来た。女性慢性期病棟を経て開放病棟に移ることになり、私が担当医となった。強い思考障害があり、著しい被害妄想のために生活上重大な支障をきたしていた。病棟スタッフに対しても被害的な意識が強く、こちらの期待する協力が得られない。そのためもあって、スタッフ側の陰性感情は強かった。私も内心（オフレコであるが）、かくもタイヘンな患者さんの実情をあまり考慮せず、病院として受け入れる決定をしたベッドコントロール側への恨み節を燻《くすぶ》らせていた。

両親は既に他界。唯一の身寄りである弟とのかかわりも薄かった。自分名義の家があったので、退院するならご自宅だろうと考えた。手がつけられないほど散らかっていたため、担当スタッフが苦労して段取りを付け、業者に依頼して片付けてもらった。だが終わってから、

「あれが無くなった」

「勝手に○○が捨てられた」

「一緒に行った職員のせいだ」

「裁判を起こして賠償請求する」

などと主張。かかわったスタッフは傷ついた。これが何度も重なったので、担当者が替わる度に次々と疲弊していってしまう。問題行動が山積しているRさんを前にして私たちは困っていた。どうしたらいいのか見当がつかなかった。唯一わかっていたのは、両親が残してくれていた蓄えがやがて尽きることであった。

病棟内だけでは手に負えないと考え、院内のスペシャリストにプロジェクトチームを組織してもらった。病院始まって以来初めてのケースだったかもしれない。チームの方たちは快くかかわろうとしてくれたが、その初顔合わせで本人は大変失礼な態度をとり、陰性感情を抱かせる言葉を乱発した。いつも通りありのままのRさんの姿を見せてくれたに過ぎなかったのだが、チームの一人から次のように質問されてしまった。

「彼女の退院を支援することに果たして意味があるんですか？」

と。そういった疑問が出るほどの強烈な印象を抱かせてしまったのだった。お手数をおかけして大変申し

訳ないと思いつつ、私は、

「両親が残した蓄えはやがて底を突きます」

「今回を逃せば自宅に退院するチャンスは一生巡ってこないと思います」

「ぜひ力を貸してください」

とチームの皆さんと病棟スタッフに説明し、何度もお願いした。その後も疑問が出たり、大変な状況になったりするたびに、スタッフを説得し意識統一を試みた。


本人を促して準備を続けた。まず自宅整備である。
①不要なものの必要なものの分別
②不要なものの廃棄、掃除、カーペットの張り替え
③電化製品、カーテン、テーブル、食器など最低必需品の買い揃え
④電気、ガス、水道の再開手続き、銀行での振り込み手続き
どんな場合でも、必ず複数スタッフが付き添った。

次は、単独での自宅への試験外出。そして試験外泊である。

当院に転入院してから既に五年が経とうとしていた。訪問看護も交えて最終的なカンファレンスを開き、退院日を決定。ようやく自宅への退院を実現させることができた。毎週外来を受診してもらって地域定着を促した。また、訪問看護を継続して受け入れてもらい、作業所にも週に二回通った。時々休息入院をすることもある。紆余曲折がありつつも「おおむね自宅」「時々入院」という状態を実現したのであった。

当初、そしてしばらくの間ずっと、本人から「ありがとう」という言葉は一度も聞いたことがなかった。これが病棟スタッフの陰性感情の最大の原因なのかもしれない。もちろん言葉だけで足りる訳ではない。ただ、恐らくRさんは人生の中で、長い間、誰に対しても「ありがとう」と言ったことがないのかもしれない。しかし退院を準備する過程でRさんはかかわっているスタッフに、

「ありがとうございます」

「お世話になります」

と言えるようになった。誰もが「ありがとうございます」の言葉を耳にした。陰性感情を抱かれて当然だったのが、感謝を表現する患者さんに変容したことを目の当たりにして、スタッフの衝撃は小さくなかった。本人は病気による重大な障害を抱えつつも、支援者たちとのかかわりの中で大きく変化したのである。こうして本人が獲得したスキルまたは性質は、再入院や施設入居をしても保たれ生かされることが期待される。手厚い支援を受けて自宅退院に取り組んだRさんは、「ありがとう」と言える人に変わった。薬物療法単独では得られなかったであろう効果が、本人が退院に取り組むことによってもたらされた。退院準備という行動療法が本人の変化を促したと、私たちは密かに考えている。

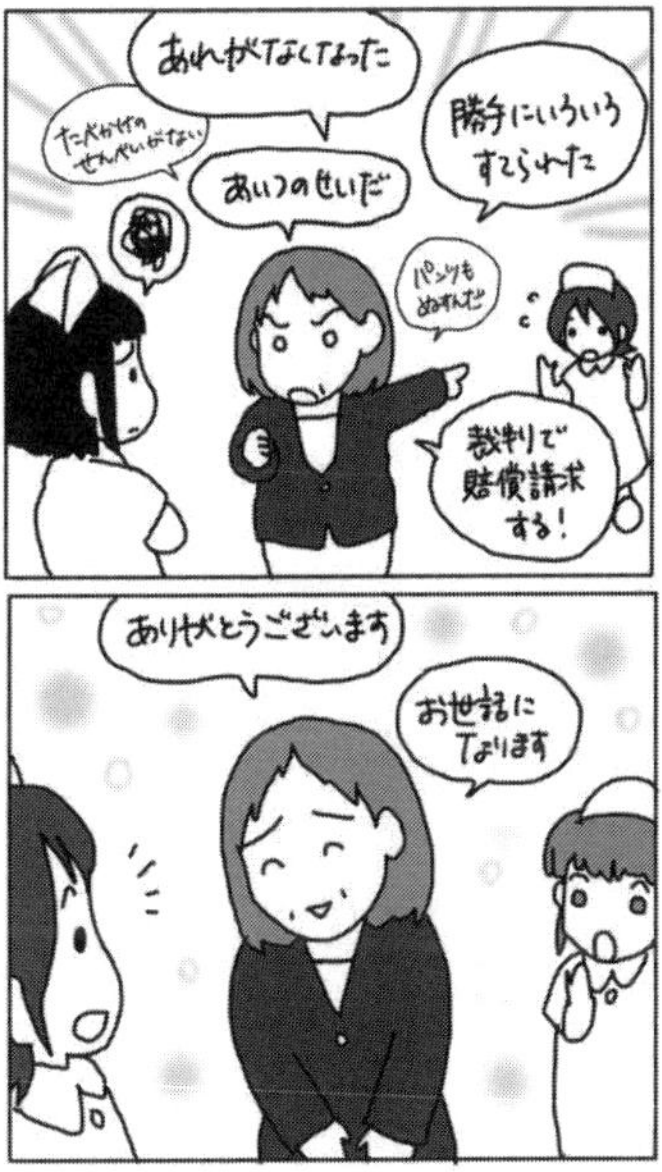

これもオフレコなのであるが、病院として本人受け入れを決めたベッドコントロール側への恨み節は、今はもう氷解している。診療の機会を与えてもらったことに対して「ありがとうございました」と言いたいほどである。

Rさん変貌の意味

Rさんの変化をハッキリと認め評価できるのは、かかわりが深かったスタッフたちである。Rさんとかかわったことで傷つきが強かったスタッフほどその変貌ぶりに驚いた。その後も、本人が物ごとを被害的に受け取る傾向は残っていたし、音楽が聴こえる程度だった幻聴も「悪口」がたくさん聴こえるように変化した。そのために大声を出す回数が増えたので、かかわりが薄い職員ほど、ちっとも変わっていないと感じていたかもしれない。

しかし、最初の頃の様子は全然違っていた。「ありがとうございます」「よろしくお願いします」は聞かれなかったし、回診はいつも本人が大声をあげる中で打ち切るか、ケンカを売られたと思えるような捨て台詞で終わっていた。Rさんが変わったのは明らかである。以前は通わなかった心が通うようになったのであり、取れなかったラポール（rapport）が取れるようになった。(※) この意味は小さくない。

※：ラポール（rapport）。フランス語。日本語では「架け橋」と訳される。心理学で、信頼関係を構築する方法を意味する。「この人ならわかってくれる」と、心と心が通い合っている和やかな関係を表現する。

変貌の実例（2）

次は、病棟を生活の場にしていた「おじさん」が退院し、ダンディーな姿に変身して立派に自分の人生を全うした物語である。

【症例19】最後の最後に幸せな人生を

Sさん　六〇代　男性　統合失調症

仕事についた後、Sさんは二〇代で統合失調症を発症。何度かの入退院を経て当院で長期入院となった。病棟内では朝起きても着替えることなく、着古しのシャツとジャージー姿で過ごしていた。見るからにだらしなかった。病棟を生活の場としている「おじさん」という印象だった。かつて他病棟で、妄想に支配され、身体拘束中の他患者さんを殴って大怪我させてしまっていた。何年も前の話であったが、非常に恐ろしい危険な行為である。社会通念上許容されるはずがない。ましてや病院内で発生した暴力行為で絶対に許されるものではなかった。再発する恐れから退院は困難と考えられていた。私が担当した時も、古参の看護スタッフから「あの人は退院できないですね」と短くまとめて言われたほどである。自身も退院できないと諦めていた。

キーパーソンは姉だった。来院してもらい話をうかがった。

「家でも怖い記憶しか残っていません」

「また大変になった時にどうすればいいのかと考えます」

「かつて他の患者さんに重大な傷害を加えました」

「それは絶対に繰り返して欲しくありません」

「退院するなら単身アパートではダメですが、グループホームなら」

と言い、絶対反対という訳ではなかった。傾聴しつつ、現在はとても穏やかに病棟での療養生活を続けていること、他患者や病棟スタッフへの暴行は一切見られないこと、病院は住むところではないこと、入院が続くとできることがどんどんなくなっていくことを伝えた。市の退院促進事業の専門家の方に相談しながら、今後の方向性について見極めるのはどうかと提案した。そんなにすぐ進むわけではないけれど「協力していただけないか」と訊ねたところ、姉はおおむね了解してくれた。


妄想に基づく暴力行為について院内では慎重論が根強かった。本人には病識がなく、当時のことを振り返る力が根本的に欠けていると判断され続けていた。私は改めて、本人と暴力行為を振り返った。するとSさんは次のように言った。

「その時のことは覚えている」

「(相手の)考えていることが自分にはわかる」

「何かしそうだ」

「あっ、襲ってくるぞ」

「そういう考えで頭の中がいっぱいになり、殴ってしまった」

「患者の△△さんと看護師の××さん」

「××さんには謝った」

「これからしないなら大丈夫と言ってくれた」

「それを最後に、暴力事件は起こしていない」

「今は、誰かが何を考えているかわかるっていうことはない」

「襲ってきそうだとも思わない」

「これからは絶対しない」

と話してくれた。過去の暴力行為を否定せず振り返りができた。もう絶対にしないとハッキリ約束した。大方の予想に反して約束を守り通す力がありそうだった。再発予防の心備えを確認してから、次は退院促進事業の担当者〇〇さんに来てもらい、家族と方向性について話し合った。


三回目の話し合いで、まず本人に話してもらった。発病して家族に負担をかけた頃のことは、正直に
「覚えていない」

と発言。今回入院となった一七年前のことについても、

「ヘルニアを治すためと◆◆先生に言われたので入院したんです」

と、病識がなく私たちの不安を掻き立てるような言い方だった。話し合いの船出は危なかったが、本人に一度退席してもらい、家族と外部支援者と医療者だけで話し合いを続けたところ「再発の場合は大丈夫ですか」と姉の心配は尽きなかった。無理もない。ただ、外部専門家の同席は本当に頼もしかったようで、

「○○さんのような方が居てくれて助かります」

「グループホームには拘りません」

「○○さんが勧めてくださるなら、単身生活にチャレンジするのでいいです」

と全幅の信頼を寄せ、外部支援者と医療者側に詳細を任せてくれた。病状悪化の際は病院が再入院を保証した。本人にもう一度入ってもらい、

「アパートでの単身生活を目指す方針でどうですか」

と告げて、本人の同意を得た。姉からは、

「これを終《つい》の棲家《すみか》とするように」

「後からキチンとした生活ができたと、振り返れるようになって欲しい」

と堅く申し渡され、Sさんの退院先の方針が決まった。入院中にあらかじめアパートを探して申し込み、正式な契約を済ませた。入院費用との二重払いになるがそれは折込み済みである。そこへの外出と試験外泊を繰り返して準備を重ねた。一八年ぶりで退院を勝ち取り、晴れて外来通院生活を開始することになった。


外来診察室に入ったSさんは、見違えるほどオシャレであった。柄物のシャツにネクタイ、ビシっとアイロンのかかったスボン、よく磨かれた靴を履き、小綺麗なコーディネートをされていた。入院中の姿が想像できないほどダンディーな姿に変身したのには驚いた。

「いや、ウチにあるモノを着て、ここに来ているだけです」

とこともなげに言った。別の日には、

「これですか？　▽▽ってお店で買ったんです」

「ミチコ・ロンドン・コシノ」

「(入院したままならできなかった？)　ええ、皆さんのおかげです」

と話してくれた。通院も服薬も外来作業療法通所も忠実だった。

「再入院しないことがボクの目標」

「(再入院したい気持ち？)　ないですね～」

「(入院生活懐かしい？)　いやいや」

「長い入院でしたからね」

「二度と入院したくないです」

「姉は電話をくれたり、時々来てくれたり」

「ちょっと調子悪いみたいで」

「迷惑かけないようにしないと」

「(再入院してないのは迷惑かけていないということ？)　そういうことになるなら嬉しいです」

という会話が外来で続いた。

他の男性患者さんたちとも仲が良かった。

「病棟で仲が良かった人たちと、今も付き合いが続いてますよ」

「このあいだサイゼリヤで一緒に食事しました」

「(同窓会？)　ええ、そんな感じで」

と。また友だちを自宅に招き、新年会や納涼会などと称して将棋を指した。自分で調理した食事も振る舞った。他の患者さんのアパートにも招かれて食事やゲームを楽しんだ。

「お正月は友だち二人が泊まりに来ました」

「将棋を指しました」

「初詣にも二カ所いって」

「入院していた時には想像もできない生活です」

「患者仲間の□□さんのアパートに遊びにいきました」

「他の患者友だちの▲▲さんと一緒に」

「将棋を一二回やって六勝六敗」

「どっこいですね」


外出もよくしていたようだ。

「(連休?) その頃お祭りがあります」

「暗やみ祭り」

「楽しみです」

「七〇になったので、バスと電車がタダになりました」

「それで浅草までいってきました」

「友だちと二人で」

「疲れましたけどね」

と。冒険心があってとてもいいと励ました。介護のデイサービスにも通所し、他の利用者さんに将棋を教えたり麻雀に興じたりしていた。

ある時、診察室に入ったSさんは自分が胃がんになったこと、姉にも相談しながら一人で大きな病院を受診し、手術の日程を決めたことを淡々と話してくれた。

「このあいだ黒い便が出たので、胃カメラやってもらいました」

「検査の結果が出たんです」

「胃がん」

「このくらいの大きさでした」

と、親指と人差し指で丸を作って教えてくれた。検査のスケジュールも見せて、

「まだまだ調べることあるんですね」

「これが終わって、○月◇◇日が手術になる予定です」

と。こんなにも社会的認知機能が保たれていて、精神科にかかわる医療者や福祉関係者の支援を受けることなく、自力で最善の医療を受ける力を有していることに驚いた。そんな方を過去の過ち一つ、しかも妄想に支配されていた時の過ちのために、病棟で長く生活させていた精神科医療の歪《いびつ》さを嘆いたものだった。Sさんは無事に胃の切除術を受けた。八○キロあった体重は術後に一五キロ減った。退院後、自宅生活に戻るリハビリのために短期間当院に入院した。そして無事にアパート生活に戻って外来通院を再開した。臍ヘルニアの手術を受けたり、臀部に感染症が多発して、抗生剤投与をしたりはしたが、胃がんの再発なく無事に過ごしていた。

ところがである。次の大病に襲われた。肺がんだった。頭部MRIを撮って転移性の腫瘍が疑われ、調べてみると原発巣が肺だったのだ。前回と同様、姉に相談しながら同じ大きな病院にかかって治療した。

「今日、身体《からだ》の受診でした」

「頭のMRIを撮ったら、(転移巣が)二カ所くらいあったんです」

「まず、入院してガンマ・ナイフをすることになりました」

「血痰も出たんです」

「抗がん剤治療と放射線治療もしましょうということになって」

「身体《からだ》がもつかどうか心配です」

「痩せちゃったんですよ」

そう言いながら、Sさんは気丈にも淡々と振る舞っていた。精神科薬は減らした。

次の診察では、

「ガンマ・ナイフの機械を使う時、注射を打ってボルトで止めるんですね」

「あれ痛いですよ」

「抗がん剤の注射を打ったり、放射線治療したり」

と話す姿は痛々しかった。

外来のたびにみるみると痩せて、体重はさらに減っていった。

「副作用で大変です」

「発疹、痒み、目眩、身体《からだ》も痛むし、吐き気はあるし」

「耐えられないくらい」

「今度ばかりはしんどいです」

「もう疲れましたよ」

と弱気なことも言っていた。これが外来での最後の会話だった。


がん治療を受けている病院に入院したSさんは、痙攣を起こすようになった。脳への転移がコントロールできないほどになったのだ。自分がもう長くないと悟り、世話になった当院で最後を迎えたいと希望され、本人と姉から「主治医を」と打診された私は「喜んで」と答えた。残念ながら当院への転院は実現せず、別の療養型病院に移ってそこで息を引き取られた。ほどなくして私は姉からお電話を受け取った。

「弟は、

『これを終《つい》の棲家《すみか》とするように』

『後から、キチンとした生活ができたと、振り返れるようになって欲しい』

という、私との約束を守ってくれました。

先生に退院させてもらって、友だちと自宅で交流をしたり、デイサービスで人気者になったり、弟は最後の最後に、幸せな人生を送ることができたと思います。

ありがとうございました」

とのお言葉をいただいた。しばらく思い出話をして通話を終えた。

統合失調症、一九年にわたる長期入院、合計するならもっともっと長い期間の入院生活、胃がん、肺がん、脳転移と、たくさんの病苦や困難と闘ってきたSさん。壮絶だった。退院をお勧めしたのが私のかかわりの始まりである。ただかかわったと言っても、何もしてあげられなかったなあと口惜しかった。仮にもし退院しなかったら、入院したまま胃がん、肺がん、脳転移の治療を行《おこな》っただろう。何かして差し上げられただろうか？　しかし家族と相談し、自分の力で最高の医療を受けられた。素晴らしい自立であり著しい回復である。しかも病院の外で、患者さんどうしの楽しい経験、また新しい出会いでの触れ合いなどは、退院したからこそ可能となった。私は、今ようやくすべての苦悩から解き放たれたSさんを思い涙した。その闘いに少しでもかかわり、貴い時間が共有できたことをしばらく噛み締めたのであった。

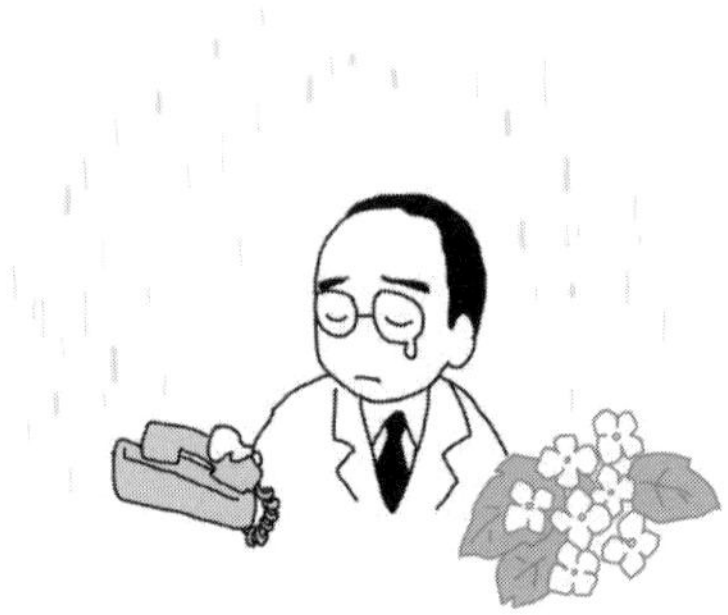

醍醐味と言うのを憚られるほどの経験

本章のタイトルは「退院支援の醍醐味とは？」である。最初の部分の項目で、「退院支援の醍醐味」を、長期入院していた患者さんが退院した瞬間に味わう、かけがえのない喜びと紹介した。Sさんの場合も、退院の時や外来診察室でのやり取りで「退院してもらって良かった」と思った。その喜びを「醍醐味」と書くのは間違っていない。ただ本人とのかかわりすべてを「醍醐味」と呼ぶのはさすがに憚られる。Sさんの「人生」とあい対する経験をさせてもらったことを、単なる「醍醐味」と称するのは余りにも軽すぎる。逆に言うと、一人の人の人生全体は、私という一介の精神科医がかかわるには重過ぎるのである。

Sさんに代表される長期入院の患者さんがいる。退院にかかわった医療者も、担当したけれどかかわれなかった医療者も、外部から見ると全然見分けがつかない。私も何かに取り憑かれたようにならなければ、そのまま済ませることもできた。かかわろうとしなければ全然かかわることなく、かかわろうと思えばどこまでもかかわれる。精神科医師をはじめとする医療者とは、なんと裁量の幅の広い職務なのだろう。どれほど患者さんの人生、生と死、幸い、喜び、苦悩とその意味などと、真剣に格闘するチャンスを与えられる仕事なのだろう。そう感嘆するのである。

終章　社会的入院を減らすカギを握るのは？

分岐点

長期入院の患者さんを担当すると、どうやって退院させればいいのか、たいてい緒《いとぐち》が全く見当たらない。本人は妄想に支配されながらも、病棟内で適応し安定して暮らしている。家族は長年放置で見舞いに来ることは稀という印象。かつて何人もの医師や看護師がかかわって来たけれども何も変わっていない。しかも本人に退院に対する現実的な意欲がなく、ずっと病院にいると言っている、など。冷たい現実が目の前にある。流れに逆らわず、ルーチンである「眠れてますか」「食事は摂れてますか」「困ってることはないですか」という定型的な回診で済ませ、カルテ記載と書類作成と形だけの退院支援委員会をこなすだけにし、事勿《ことなか》れでいくか？　それとも何とかできないかと立ち止まるか？　まず医療者側に分岐点がある。

何かひと工夫

分岐点に立って、もしもこれまでと違う道を選択したいと考えたらしめたものである。呆然としているだけでは何も進まない。とにかく工夫できることはないか？　本人の話を聞いて特徴を探る。家族に来てもらいどれだけ大変だったかうかがう。カギとなることや梃子《てこ》となることを折に触れて観察する。チームで検討し、病棟カンファレンスで取り上げて知恵を出し合う。そして「何かひと工夫」することや一点集中すべきことを見つけて明確化する。チームで共有し一致して取り組む。どうしようもないと諦めるよりも、何とかなると希望を持つ。何とかすると自分を鼓舞する。年単位の時間をかけ、遠い目標を掲げながら目前の課題を少しずつ実行する。一つひとつコツコツと歩み進める。流れに任せるだけでは、一人の長期入院患者さんすら退院させられない。本書の症例一つひとつにあげた通りである。

誰がキープレーヤーか？

誰が長期入院患者さんを地域に帰し、社会的入院を減らすカギを握っているのか？　ＰＳＷか？　看護の病棟責任者か？　志のある看護師か？　看護師全体か？　主任病棟医か？　精神科医全体か？　病院トップや経営側か？　政策決定者か？　地域受け入れ側のＮＰＯ法人か？　その数か？　地域移行支援者か？　家族か？　本人か？

コメディカルや支援者か？

すでに見たように、それぞれがそれぞれの場で、大きな役割を担っていることは間違いない。ＰＳＷは患者さんに退院してもらいたい。その熱心さは保証済みである。看護は懸命に病棟内での役割を果たそうとしている。患者さんに寄り添うことにかけては達人である。地域受け入れ側や地域移行支援者の方たちも、患者さんをあずかって地域で長く暮らしてもらいたいと願っている。折り紙付きである。ただコメディカルや支援者の皆さんが責任を持つべきであるとか、最大のカギを握っているとかは言いにくいだろう。

政策立案者か？

政策立案者には、長期入院者の退院にもっとインセンティブをつけてもらいたい。四～一二カ月入院者の退院にも有利になるよう診療報酬の改定を行《おこな》ってもらいたい。長期入院者の退院に実績ある病棟に、弾力的な人員配置が可能となるようにしてもらいたい。人手不足解消を少しは助けてもらいたい。長期入院者とその家族に過度に有利な制度設計を何とか再考してもらいたい。また、数字を扱うだけでなく個々の患者さんのエピソードや医療者の苦労に、もっと寄り添って励ましてもらえたらと思う。それから、いわゆる療養型病棟における「退院支援委員会」(※)はまさに形だけで形骸化している。委員会がもっと実のある

※：ここで言う退院支援委員会は、医療保護入院の患者さん向けに義務づけられているもので、個別の患者さんについて開かれる話し合いのことである。

ものになるよう提案してもらえないものだろうか。もちろんこうした個人的な要望はたくさんある。ただ、政策決定者が今回の課題におけるメインプレーヤーであるとは言えないだろう。

精神科医の役割

では、誰が長期入院患者さんを地域に帰し、社会的入院を減らすカギを握っているのだろうか？　あえて言いたい。まず精神科医ではないか、と。私が考えるポイントを四つほどあげる。

病院経営の視点

第一に病院経営の視点である。長期入院患者さんが退院すると、安定した収入源が一時的に減少するように見える。だが患者さんの回復を何より優先して良質な医療を提供すると、病院の評判が結果的に上がって長期的には患者さんの増加につながるのではないか。大きな視野に立って、腹を括《くく》ることが重要であろう。

「退院を望んでいない」を免罪符としないこと

第二に私たちは、「長期入院している患者さん自身が退院を望んでいない」、という言葉を安易に口にすべきではない（参照：第2章）。患者さんの表面的な言葉を額面通り受け取り、自分たちが退院支援をしない免罪符としてはいけない。患者さん本人が心の中に封印している「退院したい」という意欲を解放させることが重要である。意欲を現実とすり合わせて育み、実現に漕ぎつけることが私たち医療者の現実の仕事であると思う。

意欲の患者間転移を助けること

第三に退院や回復の意欲が、他の患者さんに転移（伝染）することを助ける役割を果たすことである。私は拙い経験から、退院意欲や回復意欲が人から人へと転移するのを助けることが、医療者に与えられた使命であると考えた（参照：第9章）。すべての職種の方たちと協力しながら、患者さんの自立に向けた歩みを励まし、退院意欲や回復意欲を病棟内で転移させる雰囲気を作り出せたらと思う。

職員の責任を問うより患者さんの自立を尊ぶこと

第四に何かあった時に、誰が責任を取るかという問いかけを止《や》めることである。その言葉を病院から一掃する。それよりも患者さんの最大の利益となる「回復」「退院」「自立」を優先させ、患者さんが自分の行動に責任を持てるよう促していく。部下や同労者に責任を取らせず、精神科医師の側が腹を括《くく》るのである。以上四つについては、長期入院者の退院に熱心に取り組んでいる病院には、ＤＮＡとして脈々と受け継がれていると思う。これら四つの取り組みの音頭取りは、他の職種の方たちには荷が重い。まず精神科医が請け負うものと肝に銘じつつ、毎日の自分の仕事に臨みたい。

やる気を引き出して医師を乗せること

現実的には、看護部、デイケア、作業療法室、ＰＳＷ室などが、最初に退院支援に興味を持ち、率先して何かの取り組みを始め、後から医師のやる気を引き出す順番が一般的かもしれない。看護側が参考にできそうなマニュアルやガイドブックの類はすでに良書が刊行されている(※)。本を参考にして話し合いを始め、病院に具体的な提案をする。現場で日常の精神療法の主役を担っているプレーヤーたちが外堀を埋め、医師が出陣せざるを得ない状況を作り出す。そうした流れが、私のような頭の硬い精神科医のマインドを一変させるだろう。外堀を埋められると精神科医は動き出すものである。

当事者と家族の声

惰性的な入院が長らく続いていたため、家族としては次のように考えてしまう。本人を病院でこのまま

※：末安民生編『精神科退院支援ビギナーズノート』中山書店（二〇〇九）
井上新平・安西信雄・池淵恵美編『精神科退院支援ハンドブック―ガイドラインと実践的アプローチ』医学書院（二〇一一）
岩上洋一・一般社団法人 全国地域で暮らそうネットワーク著『地域で暮らそう！ 精神障害者の地域移行支援・地域定着支援・自立生活援助導入ガイド』金剛出版（二〇一八）
古屋龍太・大島巌編著『精神科病院と地域支援者をつなぐ　みんなの退院促進プログラム―実施マニュアル＆戦略ガイドライン』ミネルヴァ書房（二〇二一）

預かっていてもらいたい。大変な思いをするのはもう懲り懲りである。家族の手から離れ、地域支援者によって本人の生活が支えられるとは聞いたことがない。たとい耳にしても俄《にわか》には信じられない。患者の家族どうしの交流もない、などなど。患者さん自身が「退院して良かった」と公に発言する機会は稀だろう。障害の特性からして、発信力はとても限られている。しかし、「ずっと入院で本人の成長の機会を奪うのは大問題である」という空気が当事者と家族の間で広がると、状況は変化する可能性がある。病院がいちばん気にするのは評判、世論、家族からの声である。家族や本人は立場上、最初どうしても受動的にならざるを得ない。しかし病院と精神科医師が変わらざるを得ない何かを生み出す最大の力は、当事者が握っているかもしれない。

往生際の悪さ

最後に、自分に求められる姿勢、態度は何かという話で締めくくりたい。いつだったか、私は自分のことを「往生際が悪いな」としみじみ思ったことがある。諦めが悪いのである。大それたことは言えないが、往生際の悪さや諦めの悪さは欠点とは限らない。私たちは「この人の退院はムリだ」とついつい言ってしまう。自分がかつて言われて失意を味わった「退院できるわけがない」という心ない言葉（参照：症例1）をついつい口にしてしまいそうになる。しかしどうやら、淡白であっさりとしているよりも「往生際の悪さ」と「諦めの悪さ」の方《ほう》が、長期入院患者さんの退院にプラスに働きそうである。やすやすと現状打破の目論見を放棄しない姿勢が、退院支援の仕事で求められる第一のポイントではないかと思う。

大きな視野

第二のポイントは大きな視野、特に時間軸において大きな視点を意識することである。私たちがかかわるほんのわずかな時間ではなく、患者さんの一生を俯瞰《ふかん》する大切さである。私たちが今ここで「何かひと工夫」しないと、患者さんの一生が左右されてしまうかもしれない。逆に私たちがいま「何かひと工夫」することで、患者さんの治療を大きく進めることができ、その一生に何かプラスとなるかもしれない。大きな視野で患者さんの人生を俯瞰《ふかん》する力を磨きたい。

明確な意志

第三番目のポイントは、何が何でも退院させる「明確な強い意志」を持つことである。私は長期入院者を何人か退院させ始め、病棟のやり方が確立し始めた頃に、ある方から「患者さんの病棟間移動で、退院させやすい人だけを選んだりするな」と、強くお叱りをいただいた。自分としてはそんなことをしていたわけではない。誤解もあったと思うが、その方の意図や私の言い分はさておく。ただ心の中で、強く反発したことを覚えている。「よ～しわかった」「これまでだって断った試しはない」「でもそれほど言うなら、自分の病棟に来る患者さんは、誰でも全員、一人残らず退院させよう！」と。私が、何が何でもこの開放病棟にくる長期入院患者さんを退院させる「明確な強い意志」を持った瞬間である。強く反発したその時、頭の中では「風の中の昴《すばる》～、砂の中の銀河～」という歌詞が、オーケストラのバック付きで大きく鳴り響いていた。(※)今も挫《くじ》けそうになる時に同じ歌が聞こえてくる。往生際の悪さ、大きな視野、明確な意志の三つが社会的入院を減らすのに貢献し、患者さんを変容させるダイナミズムの素《もと》になるだろう。

※：「地上の星」　中島みゆき（ＮＨＫテレビ「プロジェクトＸ～挑戦者たち」オープニングテーマ）

巻末資料

症例まとめ

症例	一点突破の要点	退院以外のアウトカム
第1章　長期入院者への精神療法とは何か？		
【症例1】アイコンクエスト　笑われた退院計画	トークンエコノミー	本人の変容
第3章　何が退院を阻むのか？		
【症例2】誰のための障害年金か？	障害年金の適正利用	本人の変容
第4章　自立とは何か？		
【症例3】暴言を吐かない約束	暴言禁止を本人に繰り返す	生活自立
【症例4】家族との固着から抜け出せ	傾聴禁止	心理的自立

第5章　社会復帰の道筋とは？
【症例5】自宅放棄の決断　医療者との共同作業の経験　就労
【症例6】支援者との再会　支援者との橋渡し　B型作業所

第6章　高齢者退院の道筋とは？
【症例7】目標を高齢者施設入居に切り替え　自宅退院断念と施設見学　おおむね地域

第7章　退院の意欲とは？
【症例8】封印された退院意欲の解放　意識的な退院意欲転移　意欲転移
【症例9】拒絶、拒絶、拒絶だった方の場合　本人の何気ないひと言　意欲転移

第8章　退院の条件とは何か？
【症例10】無為自閉状態から抜け出せ　LAI・ショートステイ　B型作業所

第9章　病院・病棟でできることは何か？　Ⅰ
【症例11】「一生ここにいます」から病棟卒業へ　回診で繰り返し寄り添う　意欲転移

第10章　病院・病棟でできることは何か？　Ⅱ
【症例12】電話に出ない家族　お手紙作戦　家族の行動

【症例13】支離滅裂からの脱出　合言葉「自分のことは自分で」　病状改善
【症例14】退院意欲ゼロ　退院意欲の転移　意欲転移
【症例15】家族は反対・最悪の疎通性　家族了承・ショートステイへ　疎通性改善

第11章　治療同盟とは何か？

【症例16】奇異行動、問題行動の嵐　暴力行為の扱い‥人か病気か　本人の変容
【症例17】家族との共同戦線　足並みを揃え続ける　自宅復帰

第12章　退院支援の醍醐味とは？

【症例18】ありがとうと言える人に　この機会を逃さない　本人の変容
【症例19】最後の最後に幸せな人生を　過去の洗い直し　本人の変容

あとがき

本文にも書いたが、退院支援では高度な「チーム医療」が要求される。誰かに任せて勝手に進んでいく代物《しろもの》ではない。高い目標、大きな視点、広い視野、明確な意志、課題を見つける識別力、解決の方向性を見抜く洞察力、患者さんや家族に寄り添う共感力、何に力を注ぐか決断し集中する力、困難を乗り越える粘り強さ、退院したいという意欲の拡がり、退院してもらって当たり前という意識の高さ、スタッフのスキルと実行力、共同作業中に味方をカバーする力、病院外福祉関係者や行政との連携力。これらを総合して束ねられないと、長期入院者の退院支援はスムーズに進まない。私たちはどれも完璧ではない。特に私は欠けだらけである。承知している。だが、病院トップや経営陣の度量に支えられ、チーム医療の質を少しずつ向上させてアウトカムにつなげたい。

どこから社会的入院なのかという議論にひと言《こと》付け加えたい。長期入院患者さんがみな社会的入院であるとは限らない。治療と回復を目指して真剣に取り組んでいても、病気の重さゆえに退院の日を迎えられない人も多い。すべての患者さんに回復と退院を目指してもらおうとしているなら、またそうした「明確な意志」を持っていて諦めていないなら、院内に社会的入院の患者さんは一人もいないのかもしれない。

本書に紹介した二〇例弱の患者さんたちは、一年以上、多くは五年以上の長期入院中に私たちと出会い、いろいろな形で退院を迎えられた。症例1のアイコンクエストに代表される「何かひと工夫」が見えないところで施され、それに応じようとされたお一人おひとりである。もちろん紹介した方たちは、私たちが接することになった患者さんのごく一部であり、他にも多くの患者さんが病院を後にし、地域でのそれぞれの生活に戻っていかれた。

五年以上の長期に絞ると、病院全体で一五〇人ほどいた入院者数は、一〇年間で約半分に減った。私たちの病棟では、三六〇日を超えていた平均在院日数が、一四〇〜一五〇日になった。数字はたまたまに過ぎないだろうし、どのように評価するかは他の方にお委ねしたい。ともあれまだ道半ばである。ただ、病棟の役割は明らかに変化して来た。五年以上はもちろんだが、一年以上の長期入院患者さんを出さない方向に、自然と焦点が移ってきている。

長期入院患者さんが退院できない事情はさまざまで、要因が複雑に絡み合っている。それを解きほぐす司令塔となるのはもちろん主治医である。主治医は薬剤師と協力して薬物療法を行う他に、精神療法の大枠を決めるたいへん重い責任を担う。退院はＰＳＷと受け持ち看護師任せという姿勢はいけない。精神療法の主要な担い手である看護スタッフが、充分働きやすい環境を提供する責任も主任病棟医が負う。看護以外の院内スタッフならびに院外支援者の皆さんの働き、何よりも重要な本人の努力が相俟って初めて、絡み合った糸が解きほぐせる。特に、本人が医療者や福祉関係者と共同作業を始めて、それを継続することが大きな推進力になる。

司令塔の責務を果たせているか自問すると、欠けだらけであることに思い至ってはなはだ自信がない。ただ、退院支援の現場での地道な働きが今後も続きますように。患者さんを含めた当事者の努力が無駄に終わらず、少しでも広がりますように。こうした想いを本書には込めたつもりである。重ねて紹介したい。「できるわけがない」は試したことのない人の言葉である、と。複雑に絡み合った課題のうちの何か一点を取り上げて焦点を当て、患者さんの治療と回復に役立ちそうな「何かひと工夫」を「チーム」で試す。「試した人」にしか味わえない「退院」「回復」「自立成長」という果実を、患者さん自身と家族を含む多くの方と共に、喜び味わいたいものである。

「退院支援」のマニュアルやガイドブックは良書がいくつか出版されている。対して本書は症例中心で性質や趣《おもむき》を異にする。とはいえ読者側から見ると同じ「退院支援」がテーマである。「屋上に屋を架す」愚の典型で、しかも形にするにはまだまとまりに欠けるかもしれない。ともあれ今回はひと区切りとした。手に取って一読いただき、ご批判を仰ぐことができれば幸いである。なお症例やコラムでは、実際の例に本質をそこなわないように修正を加え、また個人が特定されることがないよう他の患者さんの話と混ぜるなど改変され、工夫が施されている。

私を最初に受け入れて精神科臨床の手ほどきをしてくださり、その後もいろいろと励ましてくださった北里大学医学部精神科名誉教授の宮岡等先生から、本書の「序」において貴重かつ過分なお言葉を頂戴いたしました。ありがとうございます。心から感謝を申し上げます。かけがえのない戦友として病棟内外で共に仕事をした院内同労者の皆さんには、「それぞれの患者さんの退院支援では本当にご苦労をおかけしましたが、最高の仲間と一緒にささやかな喜びを味わって来られて、これ以上ない経験をすることができました」と賛辞と感謝の想いを献《ささ》げます。とりわけ病棟前看護科長の今井正さんは、ゲームメイクができ、キラーパスも出せて自らゴールも決められる得難い存在でした。ソーシャルワーカー兼看護師の水野房江さんには大変お世話になりました。そのリーダーシップとカバー力の素晴らしさは言葉に表せないほどでした。病院内で重責を担っていたソーシャルワーカーの山口多希代さんからは、一緒にお仕事をさせていただいた上に本書の内容に関していくつも貴重なアドバイスを頂戴しました。お三人にはこの場をかりて深く感謝いたします。その他、病院の内外にあって惜しまぬご協力とご指導をいただいた皆さまにも、心からお礼を申し上げます。

最後になりますが、本書は中村奈々さんはじめ金剛出版の皆さまのご尽力と、素敵なイラストゆえにこの本を手に取ってくれる方が現れるのではないかと思えるほどの傑作を描いてくださったイラストレーター「みおなりん」こと看護師の芝山友実さんの才能、何度も原稿に目を通して助言をくれた妻中村みちるの支えなしには完成しなかったことを申し添え、感謝の意を表します。

筆者　プロフィール

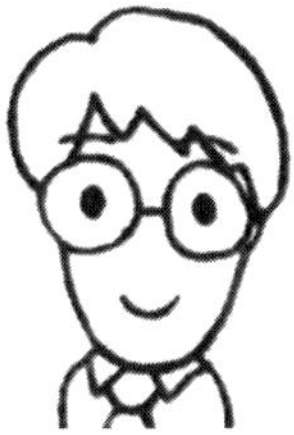

北海道大学医学部卒。
北海道大学大学院博士課程（癌研生化学専攻），ミシガン州立大学，自治医科大学，北里大学東病院，埼玉県立精神医療センターなどを経て，駒木野病院，こころのクリニック水戸で診療にあたっている。

挿絵　みおなりん（本名：芝山友実）　プロフィール

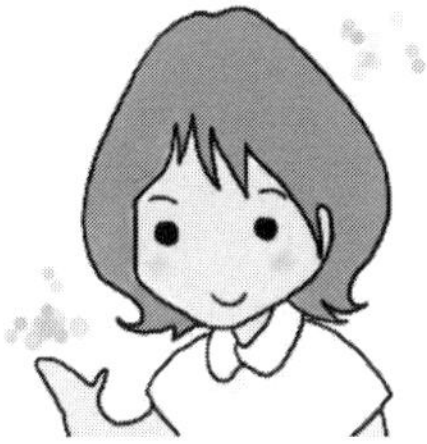

アメリカの大学にてグラフィックデザインを学ぶ。椅子に座ると落ち着かなくなるか寝てしまうため，インターンシップ後に将来を再考。持ち前のコミュ障ぶりで一般的な企業は諦め，フリーターをしながら再度デザインを学ぶ。結局，椅子に座らない仕事を希望。まわりに精神疾患の人たちがいたことから，一番患者さんの近くに居られる精神科の看護師になろうと思い看護学校へ。現在，精神科看護師として退院支援病棟で働いている。

精神科長期入院《ロングステイ》よ　さようなら
最良《さいりょう》の精神療法《せいしんりょうほう》とは何《なに》か？

2022年8月10日　印刷
2022年8月20日　発行

著　者　中村充
発行者　立石正信
発行所　株式会社金剛出版
〒112-0005　東京都文京区水道1-5-16
電話03-3815-6661　振替00120-6-34848

イラスト　みおなりん
装丁　臼井新太郎
印刷・製本　三協美術印刷

ISBN978-4-7724-1899-7　C3011

病棟に頼らない地域精神医療論

精神障害者の生きる力をサポートする

［監修］＝伊藤順一郎　［編］＝小林 茂　佐藤さやか

●A5判　●並製　●272頁　●定価 **3,960** 円

● ISBN978-4-7724-1625-2 C3047

医療者・当事者・家族の
挑戦と実践知を結集した、
入院治療中心から地域生活中心へと移行する
「来たるべき地域精神医療」のための必携ガイド。

多機能型精神科診療所による地域づくり

チームアプローチによる包括的ケアシステム

［編著］＝窪田 彰

●A5判　●並製　●288頁　●定価 **2,970** 円

● ISBN978-4-7724-1462-3 C3047

多機能型精神科地域ケアは、
まだまだ発展途上にある。
日本に合ったシステム作りには何が必要なのか？
現状を解説する。

新訂増補　児童精神科の入院治療

抱えること，育てること

［著］＝山崎 透

●A5判　●上製　●240頁　●定価 **3,520** 円

● ISBN978-4-7724-1656-6 C3011

2010 年の初版から 8 年。
この間に子どもの入院治療を取り巻く環境も変わった。
新たに「子どもの神経性無食欲症の入院治療と看護」を加え、
新訂増補版とした。

価格は10%税込です。